Top im Gesundheitsjob

TOP im Gesundheitsjob – Einfach zum Mitnehmen!

Die Pocketreihe für Berufe im Gesundheitswesen mit Themen für Ihre Karriere und die persönliche Weiterentwicklung.

Top im Gesundheitsjob bietet Ihnen zum schnellen Nachlesen und Anwenden:

- Wissen rund um Themen für eine bessere Ausgangsposition in Gesundheitsberufen
- Autoren aus den Gesundheitsberufen
- Konzentration auf die wesentlichen, für die Umsetzbarkeit wichtigen Inhalte
- Eine kurzweilige und informative Wissensvermittlung
- Selbsttests, Übungen und Trainingsprogramme

Weitere Bände in der Reihe ► http://www.springer.com/series/8739

Andrea Fischer

Hygge in der Pflege

Die dänische Glücksformel für Gesundheitsfachberufe

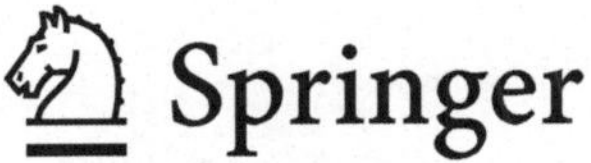

Andrea Fischer
Bad Honnef, Deutschland

ISSN 2625-9400 ISSN 2625-9419 (electronic)
Top im Gesundheitsjob
ISBN 978-3-662-59049-2 ISBN 978-3-662-59050-8 (eBook)
https://doi.org/10.1007/978-3-662-59050-8

Die Deutsche Nationalbibliothek verzeichnet diese Publikation in der Deutschen Nationalbibliografie; detaillierte bibliografische Daten sind im Internet über http://dnb.d-nb.de abrufbar.

Cartoons: Claudia Styrsky, München
Fotonachweis Umschlag: © fotomek/Adobe Stock

Springer ist ein Imprint der eingetragenen Gesellschaft Springer-Verlag GmbH, DE und ist ein Teil von Springer Nature
Die Anschrift der Gesellschaft ist: Heidelberger Platz 3, 14197 Berlin, Germany

Vorwort

Hygge ist mittlerweile ein richtiger Trend in Deutschland geworden. Ob Einrichtungsgegenstände, Restaurants mit einer speziellen Atmosphäre, Back- und Strickrezepte, Tees oder Deko-Artikel – jeder ist diesem Thema bereits begegnet auch außerhalb der Grenzen Dänemarks. Denn da kommt das Thema ursprünglich her. In Dänemark ist es jedoch kein Trend-Thema, sondern eine Lebensphilosophie, besser gesagt eine Glücksphilosophie, die seit Jahrhunderten mit den Dänen verbunden ist und die sie seit Jahrzehnten zu den glücklichsten Nationen Europas macht.

Hygge ist das skandinavische Wort für eine Stimmung von Gemütlichkeit und Wohlfühlen mit Gefühlen von Wohlbefinden und Zufriedenheit. Dies gilt sowohl für das Privat- wie das Berufsleben. So ist der Begriff auch seit 2017 im deutschen Duden verzeichnet (vgl. Duden 2017) sowie seit 2016 in Collins English Dictionary. Während Hygge im deutschen Duden als „der neue Wohlfühltrend aus Skandinavien“ umschrieben wird, gilt Hygge in England als „Gegenbewegung zur modernen Schnelllebigkeit“.

Wichtig ist, dass der Kern von Hygge nichts rein Dänisches ist, sondern universell; *„Hygge ist für alle – egal wo Sie sind und wer Sie sind“* (vgl. Soderberg 2017). So betont es auch der Glücksforscher Meik Wiking: *„Hygge kann jeder lernen“* (vgl. Wiking 2016); vorausgesetzt wir wollen wieder Eigenverantwortung übernehmen und uns bewusst dafür entscheiden, jeden Tag erfüllt statt völlig erschöpft zu verbringen.

Gerade in Deutschland leben wir seit Jahren in einer dauerbeschleunigten Leistungsorientierung. Alles dreht sich um „höher, schneller, weiter" und oftmals wird das natürliche Gleichgewicht von Leistung und Entspannung, Verstand und Emotion, Kopf und Herz etc. völlig außer Acht gelassen. Selbst Freizeitbeschäftigungen werden zum Stress; gemessen werden Fortschritte, Schnelligkeit, Schritt-Zahlen, verbrauchte Kalorien. Wer geht denn heute noch durch die Natur, lauscht den Vögeln, genießt die frische Waldluft, riecht die Meeresbrise und beobachtet die Farben der Blätter an den Bäumen oder die Form der Wolken? Die Konsequenzen sind mehr als deutlich: eine massiv gestiegene Anzahl von Burnout-Fällen, vor allem, in den Pflegeberufen, sowie unzählige psychische und physische Erkrankungen und das permanente Gefühl von Gehetzt- und Gestresst-Sein. Dies kann und darf nicht die gewünschte Lebensform sein.

Und so möchte ich Sie mit diesem kleinen Pocket-Buch einladen, Ihr Leben beruflich wie privat glücklich zu gestalten und zwar so, wie es sich für Sie persönlich gut und richtig anfühlt, wo alle Bereiche, die Ihr individuelles Leben ausmachen in einer harmonischen Ausgeglichenheit da sein dürfen. Alleine dieser Gedanke, selber der Schöpfer – und nicht das Opfer – Ihres Leben zu sein, lässt Sie zufrieden und glücklicher sein. Ich möchte Sie mit auf einen Ausflug in die dänische Glücksphilosophie von Hygge nehmen: warum sollten Sie es sich wert sein, was es mit Hygge auf sich hat und wie genau dieses neue Konzept in der Pflege Einzug erhalten kann.

Ich wünsche Ihnen viel Freude dabei!

Andrea Fischer

Inhaltsverzeichnis

Über die Autorin

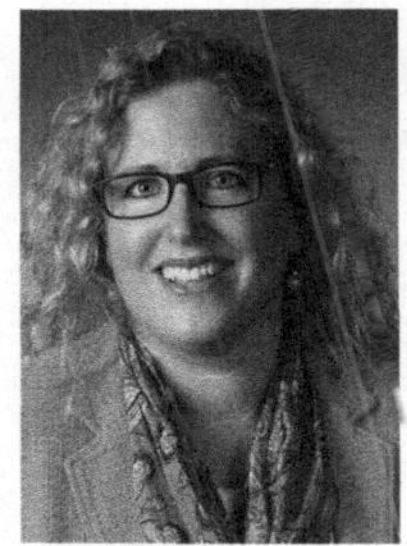

Andrea Fischer,
geboren 1968, begleitet seit über 20 Jahren Unternehmen in Prozessen der Personal- und Organisationsentwicklung. Studiert hat sie in Köln Pädagogik, Psychologie, Germanistik und Französisch. Was sie fasziniert ist die Haltung und Wirkungsweise von Menschen. So fokussiert sie darauf in ihrer eigenen Akademie, Einrichtungen und Unternehmen im Gesundheitswesen zu unterstützen, die Mitarbeiter und Leitungskräfte in ihren Stärken und ihrem ganzen Sein so wahrzunehmen, dass sie sich wohlfühlen und sich optimal einbringen können. Es geht ums Menscheln und das Wertvolle, das in jedem Zusammenwirken von Menschen entsteht.

In ihrem zweiten Unternehmen, der Hygge-Akademie, begleitet sie mit einem erfahrenen und einfühlsamen Trainer-Team Firmen bei der Implementierung der Hygge-Philosophie. In individuellen Trainings, Coachings und Beratungen lernen Unternehmer, Führungskräfte und Mitarbeiter aller Branchen, wie sich die dänische Glücksphilosophie im beruflichen Kontext erfolgreich einführen und nachhaltig umsetzen lässt.

Sie schreibt Fach- und Sachbücher und hält Vorträge zu unterschiedlichen Themen, in denen es um Glück, Wertschätzung und Mitarbeiterorientierung geht. Gleichzeitig ist ihr der Erfolg von Unternehmen ein wichtiges Anliegen. Sie arbeitet und lebt mit ihrer Familie im Siebengebirge.

- www.akademie-gesundheitswesen.de
- www.hygge-akademie.de

Kennen Sie das?

A. Fischer, *Hygge in der Pflege*, Top im Gesundheitsjob, https://doi.org/10.1007/978-3-662-59050-8_1

Der Wecker klingelt um 5.00 Uhr. Sie schleppen sich aus dem Bett ins Badezimmer und machen sich fertig. Nicht nur im Sinne von sie waschen sich, kleiden sich an und frühstücken. Nein, Sie machen sich auch mental fertig; in dem Sinne, als Ihnen bereits beim Zähneputzen und Kaffeekochen der anstehende Arbeitstag durch den Kopf geht und zwar von seiner schlimmsten – natürlich realistischen – Seite. Bereits jetzt denken Sie an den anstrengenden Patienten Herrn Nerv, der sich immer gegen alles sträubt und jeden Tag dieselben Fragen stellt, die Kollegin Frau Zick, die sich mit Sicherheit heute wieder krank meldet, weil sie im Team nicht klar kommt, die Visite mit dem neuen arroganten Assistenzarzt, Herrn Hochkopf, und dem Wissen, dass keiner anerkennt und wertschätzt, was Sie da für einen Job machen. Und das auch noch zu Arbeitszeiten von 6.00 bis 14.00 Uhr bzw. übermorgen in der Nachtschicht von 21.30 bis 6.30 Uhr wo andere Menschen schlafen.

Diese negativen Gedanken begleiten Sie auf dem Weg zu Ihrer Einrichtung. Natürlich ist wieder mal kein Parkplatz frei, weil ja die Nachtschicht erst nach der Übergabe nach Hause kann. Also doch 500 m weiter weg parken und durch den Regen laufen. Mist, Schirm vergessen.

Beim Betreten der Klinik bzw. der Einrichtung werden Sie wieder nicht von der Dame an der Rezeption, die neu ist und angeblich eine Hotelausbildung hat und wissen sollte wie es geht, gegrüßt und laufen wort- und grußlos an ihr vorbei. Warum sollten Sie auch als erstes grüßen, ist doch ihr Job.

Auf Ihrer Station angekommen, wird Ihre Befürchtung der krank gemeldeten Kollegin Zick zur Realität und auch die anderen Informationen in der Übergabesitzung lassen Ihre Lust auf die verbleibenden 7,5 h Arbeitszeit regelrecht schwinden, zumal auch noch die beiden Kolleginnen Bertha und Inge Dienst haben, mit denen Sie so gar nicht klar kommen, weil die immer so fröhlich und positiv sind. Da vergeht einem schon beim Anblick die Laune. Ihre Schicht verläuft wie vermutet: Die Patienten sind anstrengend, jeder will mehr Zeit und Aufmerksamkeit, ständig klingelt irgendwo einer, die neuen Pflegehelfer sind so unbeholfen, dass Sie eh alles am besten alleine machen, die Verbandsmaterialien sind nicht nachgefüllt und die Dokumentation dauert wegen des neuen Systems natürlich auch mal wieder länger als gedacht.

Die Pausen verbringen Sie damit, ihre mitgebrachten trockenen Brote zu essen, während sie mit der Aufmerksamkeit in den Patientenakten sind und verschiedenen Papierkram fertig machen. Durch die erkrankte Kollegin ist nicht wirklich Zeit für Pause und für sich selber schon mal gar nicht. Um wirklich nach bestem Wissen und Gewissen alle pflegerischen und dokumentativen Arbeiten zu erledigen, machen Sie wie fast jeden Tag Überstunden und sitzen um kurz vor drei immer noch im kahlen, sterilen ungemütlichen Stationszimmer statt pünktlich um 14.00 Uhr nach Hause zu gehen. Die Pflegedienstleitung haben Sie heute nur einmal ganz kurz zu sehen bekommen, als sie reinkam um Ihnen noch Mehrarbeit auf den Tisch zu legen. Anerkennung und Lob kommt von hier ja eh nicht, und von Kollegen und Patienten schon mal gar nicht. Ist ja Ihr Job!

Endlich um 15.11 Uhr verlassen Sie das Haus, gehen durch den Regen zu Ihrem Auto, fahren dank des erwarteten Staus doppelt solange nach Hause wie hin. Auf dem Rückweg noch in den viel zu vollen Supermarkt, an dessen Kasse natürlich wieder die langsamste Kassiererin sitzt, so dass Sie um kurz vor fünf zu Hause ankommen. Schade dass hier niemand ist, der Sie in den Arm oder in Empfang nimmt. Wobei, wenn hier jetzt auch noch ein Partner oder Kinder Ansprüche an Sie hätten, wäre das ja kaum zum Aushalten. Nachdem Sie Ihre Einkäufe in der Küche verstaut, geduscht, die telefonischen und socialmedia übermittelten WhatsApp-, Facebook- und Mailnachrichten alle abgerufen und beantwortet haben, ist es 19.00 Uhr und Sie begeben sich völlig erschöpft und ausgelaugt auf Ihr Sofa und schlafen beim Fernsehen ein. Es ist 5.00 Uhr als der Wecker klingelt…

Einstieg

A. Fischer, *Hygge in der Pflege*, Top im Gesundheitsjob,
https://doi.org/10.1007/978-3-662-59050-8_2

Wie geht es Ihnen, wenn Sie den Text von gerade gelesen haben? Erkennen Sie sich in Teilen davon wieder? Oder machen Sie es bzw. sind Sie ganz anders?

2.1 Wie das Buch gedacht ist

Wie auch immer Sie die oben gestellten Fragen für sich beantworten, wir alle können immer etwas Neues lernen bzw. etwas Bekanntes auffrischen und vertiefen. Uns selbst zuliebe. Im Fokus dieses Buches stehen Sie in Ihrem Pflegealltag. Es geht darum, die Hygge-Philosophie ganz praxisnah zu erläutern und Sie zu inspirieren, wie es auch der dänische Glücksforscher Meik Wiking (2016) formulierte:

> „Dänemark kann eine Inspiration sein, wenn es darum geht, die Lebensqualität der Menschen zu verbessern".

Schauen Sie, was für Sie persönlich passt und wie Sie Ihren Alltag selber gestalten möchten. Die Hygge-Philosophie ist keine strikte Anleitung zum Glücklich sein, bei der Sie bestimmte

Punkte einfach umsetzen und alles ist hübsch. Das Buch ist gedacht als Inspiration, so viele Glücksmomente wie möglich in Ihren Alltag zu lassen und sich bewusst darüber zu werden, was Sie aktuell gut finden und was Sie persönlich optimieren können. Achtsam wahrgenommene oder bewusst gestaltete Glücksmomente sind wie Sterne; sie leuchten ganz hell in den Tag hinein und es gibt davon unendlich viele. Schauen Sie was Ihnen gut gefällt, was Sie umsetzen können und wollen.

Bevor ich in das Thema „Hygge in der Pflege" ganz praxisnah einsteige, möchte ich kurz über die Besonderheiten der Menschen in der Pflege als auch über Hygge ein paar allgemeine Aussagen treffen.

2.2 Weil Sie es sich wert sein sollten

Auch wenn in Fachzeitschriften, auf Kongressen und in Büchern oft von „die Pflege" die Rede ist, so gibt es doch grundsätzliche Besonderheiten, ob Sie als Mitarbeiter in der Altenpflege, in Behindertenheimen, Kinderkrankeneinrichtungen, im ambulanten Pflegedienst, in einem Krankenhaus, einer Reha-Einrichtung, einer Fachklinik oder weiteren Pflegeeinrichtungen tätig sind. Und doch ist diesen so besonderen Menschen etwas gemeinsam. Zum einen verdient jeder einzelne, der dort arbeitet unseren höchsten Respekt und unsere Anerkennung. Zum anderen ist das Motiv der Menschen, die sich für den Pflege-Beruf entscheiden, bei so gut wie allen, dass sie anderen Menschen, die aus gesundheitlichen oder psychischen Gründen hilfsbedürftig sind, helfen und sie pflegerisch unterstützen möchten. Die gemeinsame Motivation ist, die Freude für Menschen und mit Menschen zu arbeiten. Die Arbeit mit Menschen wird nie langweilig und jeder Tag ist einzigartig.

Das was die Mentalität von Pflege-Mitarbeitern jedoch auch kennzeichnet ist die Tendenz, sich für andere aufzuopfern und sich teilweise dadurch selber nicht so wichtig zu nehmen. Dabei ist ein gesunder Egoismus sehr wichtig, denn nur wenn Sie gut für sich sorgen, können Sie auch gut für andere sorgen. Im Durchschnitt bleibt eine Pflegefachkraft sechs Jahre in ihrem Pflegeberuf bevor sie sich beruflich umorientiert. Dies mag zum Teil an den politischen, finanziellen und arbeitsplatzbezogenen Rahmenbedingungen liegen. Und das ist nicht nur schade, sondern eine Katastrophe, wenn man an die demographische Entwicklung sowie den anstehenden Fachkräftemangel in der Pflege denkt. An einigen Aspekten kann nur die Politik, die Gesellschaft und die Unternehmen etwas ändern.

Sie haben jedoch auch ganz vieles selber in der Hand, was Sie tagtäglich ändern können in Ihrem Leben.

Und genau dazu möchte ich Sie einladen: wieder selber in die Gestaltung des eigenen Lebens einzusteigen, und zu reflektieren, was Sie persönlich tun, sagen, denken und fühlen können, um beruflich wie privat zufrieden und glücklich zu sein – mit Business Hygge.

Praxistipp

Erinnern Sie sich wieder daran, mit welchem Optimismus und mit welcher Euphorie Sie vor Jahren in den Beruf gestartet sind.

Und machen Sie sich frei von der Erwartung für das, was Sie tagtäglich für andere Menschen tun, mehr Wertschätzung (egal ob emotionaler oder monetärer Art) zu erwarten. Es steht Ihnen meiner Meinung nach zu – keine Frage. Doch gleichzeitig belegen Studien, dass Geld nicht das Wesentliche ist, was die Pflege braucht – wie übrigens Mitarbeiter anderer Branchen auch – um glücklich und zufrieden zu sein. Es sind vielmehr Themen wie:

- **Berufliche Perspektiven/Förderung**: Fordern Sie bei Ihrem Arbeitgeber nicht nur Fach-Fortbildungen, sondern auch solche, die Sie als Persönlichkeit stabilisieren und weiterentwickeln.
- **Lob und Anerkennung**: Klären Sie, welchen Gestaltungs-Spielraum Sie haben, um in Ihrer Einrichtung eine gute Feedbackkultur zu etablieren. Fangen Sie damit an, Kollegen ganz konkret für das was sie tun oder sagen zu loben. Je mehr Anerkennung Sie anderen geben, umso mehr kommt zu Ihnen zurück.
- **Gesundheit/Ernährung**: Achten Sie als Einrichtungs- oder Klinik-Leiter darauf, dass Sie Ihre Mitarbeiter gesund erhalten durch die Möglichkeit einer gesunden Ernährung, durch Sportkurse, Wellnessangebote oder eine bewegte Mittagspause an der frischen Luft.
- **Mitbestimmung/Gestaltung**: Entscheidend für ein gutes Klima auf der Arbeit ist die Mitbestimmung die Gestaltung aller Mitarbeitenden; sowohl was Arbeitszeiten als auch die Arbeitsplatzgestaltung sowie das Miteinander und erfolgreiche Prozesse anbetrifft. Die erfolgreichen Unternehmen machen ihre Mitarbeiter zu Sparrings-Partnern und Mitgestaltern.
- **Arbeitszeiten**: Sollten so gestaltet werden, dass sie ins jeweilige Lebenskonzept passen; das ist bei älteren Mitarbeitern anders als bei jungen, bei Alleinstehenden anders als bei Familien.

Der aktuelle BKK-Gesundheitsreport weist auf, dass es in Deutschland gar nicht mal zu wenig ausgebildete Pflegefachkräfte gibt, sondern „nur" einen Mangel an Pflegefachpersonen, die bereit seien, zu den gegenwärtigen Bedingungen in ihrem

Beruf zu arbeiten. So gebe es Zehntausende, die nicht in ihrem Beruf arbeiten – ganz egal ob Krankenhaus, stationäre oder ambulante Pflegeeinrichtung (Frisch 2016).

Praxistipp

Seien Sie selbst die Veränderung, die Sie sich wünschen.

Vielleicht kann das dänische Beispiel von Hygge am Arbeitsplatz ja den ein oder anderen Pflegemitarbeiter davon überzeugen bzw. dazu anregen, es diesem Beispiel gleich zu tun und mit dem Konzept von BusinessHygge den Schlüssel für mehr Zufriedenheit, Gesundheit und Glück im Pflegeberuf zu finden. Doch bevor wir uns damit beschäftigen, wie Hygge im Pflegeberuf gelebt und umgesetzt werden kann, schauen wir uns erstmal an, was sich denn hinter diesem fröhlich klingenden Wort Hygge verbirgt.

2.3 Was es mit Hygge auf sich hat

Die deutsche Gemütlichkeit kommt dem Begriff Hygge zwar nahe, jedoch besitzt Hygge ein viel weiteres Bedeutungsumfeld. Hygge ist ein Lebensgefühl, eine Lebensart der dänischen Mentalität, die sich auch sprachlich manifestiert hat. So existiert auch das Verb „hyggen" oder das Adjektiv „hyggelig" und viele weitere Varianten und Begriffe; hier ein kleiner Auszug:

Übersicht

Hyggelig: Wird als Adjektiv häufig verwendet, um auszudrücken, dass es gemütlich, angenehm und gut ist.

Darüber hinaus wird der Begriff für positive Empfindungen im Sinne von geborgen, herzerwärmend, behaglich benutzt.

Baggrundshygge (Hintergrund-Hygge): Hyggelige Musik im Hintergrund, spielende Kinder, singende Vögel, plaudernde Gäste, Gelächter und anderes, das sich im Hintergrund abspielt.

Caféhygge: Eine hyggelige Zeit in einem hyggeligen Café verbringen und Hygge genießen.

Familienhygge: Zeit mit der Familie verbringen, die man als hyggelig empfindet, z. B. in der man ein Spiel spielt, gemeinsam etwas Leckers kocht, backt oder gemeinsam Zeit in der Natur verbringt.

Fredagshygge (Freitags-Hygge): Hyggelige Zeit mit der Familie und Freunden, leckerem Essen, Kerzen und gemeinsamen Gesprächen nach einer Arbeitswoche.

Hjemmehygge (Heim-Hygge): Sich einen gemütlichen Abend zu Hause machen statt wegzugehen. An einem Hygge-Abend schaut man sich gemeinsam einen schönen Film an, spielt Brettspiele, unterhält sich, isst Hygge-Snacks und trinkt ggf. ein Glas Wein oder gemeinsam Tee.

Hyggebelysning (Hygge-Beleuchtung): Für die Dänen ist es sehr wichtig, welche Lampen und Leuchten einen Raum erhellen. Es dürfen keine Neonröhren sein, sondern verschiedene warme Lichtquellen an verschiedenen Stellen im Raum. Kerzenlicht ist das aller-hyggeligste.

Hyggebold (Hygge-Ball): Umgangssprachlich für Spaß-Kicken. Man spielt (gerne auch in der Mittagspause) Fußball, um sich zu amüsieren und abzulenken, nicht primär um zu gewinnen. Man braucht dafür nicht mal Tore oder Mannschaften, sondern kickt den Ball einfach hin und her.

Hyggehejsa (Grußform für Menschen, die sich nahe stehen): Kann sowohl beim Begrüßen als auch beim Abschied verwendet werden. Ein salopper, fröhlicher Gruß – vielleicht nicht das richtige für den Chef.

Hygge-Land: Spitzname für Dänemark.

Hyggemennesker (Hygge-Menschen): Menschen, die man sehr gern hat, weil man sich in ihrer Gegenwart sehr wohl fühlt.

Hyggemotionist (Hygge-Sportler): Ein Mensch, der es mit der Bewegung nicht übertreibt, sondern hauptsächlich wegen des guten Gefühls der Hygge oder aus Geselligkeit ein wenig Sport treibt; gerne mit Freunden.

Hygge-Snak (Hygge-Gespräch): Ist ein schönes angenehmes Gespräch, das den Menschen ein gutes Gefühl beschert. Auch als Verb verwendet: „Wir haben bis tief in die Nacht gehyggesnakt."

Liest man sich das komplette Hygge-Lexikon am Ende des Buches „hygge – Das große Glück liegt in den kleinen Dingen" von der dänischen Autorin Marie Tourell Soderberg (Soderberg 2017) durch, wird klar, dass es kaum einen Lebensbereich der Dänen gibt, in denen das Wort bzw. die Philosophie von Hygge nicht Einzug erhalten hat bzw. auf den es nicht angewendet wird.

Um zu verstehen wie Hygge funktioniert und welche Bereiche es umfasst, lassen sich drei Grundelemente fokussieren:

- Die Gemütlichkeit als Basis
- Der Genuss mit allen Sinnen
- Die Gemeinschaft die glücklich macht.

■ Die Gemütlichkeit

Das Hygge-Hauptquartier in Dänemark ist das eigene Zuhause, was im Bereich Pflege ja für die Heime und stationären Pflegeeinrichtungen insofern zutrifft, als hier das Pflegeheim das Zuhause der Bewohner bzw. Patienten darstellt sowie bei ambulanten Pflegediensten ja das eigene Zuhause der Ort der zu Pflegenden ist. Das gemütliche „hyggelige" Wohnen ist für die Dänen absolut entscheidend für die eigene Zufriedenheit und das Wohlbefinden. Soderberg:

> *„Ein hyggeliges Zuhause erdet und tröstet uns. Es empfängt uns mit erhebender Atmosphäre und gibt uns das Gefühl, angekommen zu sein…"* (Soderberg 2017).

Wegen des unvorhersehbaren meist schlechten Wetters ist es naheliegend, dass die Dänen viel Zeit in den eigenen vier Wänden verbringen und somit entsprechend viel Zeit und Energie investieren, es sich möglichst hyggelig zu machen.

Es sind vor allem Faktoren wie Beleuchtung, Inneneinrichtung sowie Kleidung die das Gefühl von Gemütlichkeit aufkommen lassen (vgl. Fischer 2019). Bei der Beleuchtung geht es um verschiedene Lichtinseln, die den Raum gleichmäßig ruhig ausleuchten. Neonröhren sind nicht hyggelig. Licht ist bekanntermaßen wichtig für die Psyche und die körperliche Gesundheit. Mehr dazu wie ein Raumkonzept auch im Altenpflege- und Krankenhausbereich à la Hygge gestaltet werden kann, siehe ► Kap. 4. Was die Inneneinrichtung anbetrifft, so gibt es nicht *das eine* gültige Hygge-Einrichtungskonzept, sondern verschiedene Arten und Stile; und doch gibt es Leitlinien, wie – auch im Gesundheitswesen – Zimmer und Räume hyggelig gestaltet werden können.

Praxistipp

Machen Sie es sich gemütlich; alles was das eigene Wohlbefinden steigert, ist hyggelig.

Was die Kleidung anbetrifft, so ist klar, dass es für die Mitarbeiter im Gesundheitswesen meist eine vorgeschriebene

Dienstkleidung gibt. Und auch hier gibt es Möglichkeiten, sich wohlzufühlen in seiner Kleidung. Sei es die Lieblingsunterwäsche, oder gemütliche Socken oder zum Teil auch ein kuscheliger Schal; dies lässt sich auch mit Dienstkleidung kombinieren und individualisieren. Entscheidend ist, dass es einem selber ein gutes Gefühl gibt.

Der Genuss mit allen Sinnen

Das Lebensgefühl von Hygge ist ein Geschenk, das man sich selbst und anderen macht. Hygge kann, soll und darf gefühlt werden und zwar mit allen Sinnen: schmecken, hören, riechen, tasten, sehen und fühlen. Sie dürfen sich verwöhnen und zwar jeden Tag; ob es selbstgebackene Zimtschnecken vom Wochenende sind, die Sie mit zur Arbeit nehmen, einen Handschmeichler in der Tasche haben, sich ein Foto von Ihrem letzten Urlaub ins Stationszimmer hängen, angenehme Musik abspielen oder in den Pausen Ihren Lieblingstee riechen und schmecken. Es ist alles erlaubt was Ihnen und anderen gut tut. Denn es sind die visuellen, auditiven, gustatorischen, olfaktorischen, haptischen Reize, die uns im Idealfall in ein Gefühl von Geborgenheit, Sicherheit, Vertrauen und Wohlfühlen versetzen und uns auch im Arbeitsumfeld trotz allem Stress richtig gut fühlen lassen.

Zum Genuss gehört auch die Fähigkeit, den Augenblick zu genießen und das Beste aus allem zu machen. Wenn wir wertschätzen was ist, vermehrt es sich. Die Energie folgt der Aufmerksamkeit. Je mehr wir uns damit beschäftigen, was ungut und falsch ist, umso größer wird das Thema – mental wie faktisch.

Praxistipp

Genießen wir die vielen schönen kleinen Momente und sind dankbar dafür, dann machen wir es uns und anderen leichter.

Dankbarkeitsforscher haben herausgefunden, dass Menschen, die positiv denken und Dankbarkeit empfinden, nicht nur glücklicher sind als andere, sondern auch hilfsbereiter, weniger materialistisch, friedfertiger und vor allem gesünder! Dies ist vermutlich auch der Grund, warum die Dänen seit Jahren dank ihrer gelebten Hygge-Philosophie immer zu den glücklichsten drei Nationen der Welt zählen.

■ Die Gemeinschaft

Wenn Glücksforscher heute die Gemeinsamkeiten von Menschen erforschen, die sich als glücklich bezeichnen, treffen sie ausnahmslos auf ein bestimmtes Muster: Diese Menschen haben gehaltvolle, stabile, positive soziale Beziehungen. Umgekehrt hat man festgestellt, dass bei Menschen, die unter sozialer Isolation leiden, ähnliche Gehirnzonen aktiviert werden wie bei körperlichem Schmerz (vgl. Wiking 2016):

» *„Abgesehen von den allerärmsten Ländern unterscheidet sich der Glückslevel eher aufgrund der Qualität von Beziehungen als aufgrund von materiellem Wohlstand."*

Langjährige Forschungen zeigen deutlich, dass eine enge Verbindung zwischen unseren Beziehungen – sowohl beruflich als auch privat – und unserem Wohlbefinden besteht. Stress im beruflichen Alltag macht krank, das belegen die Zahlen zu Burnout etc. Deshalb ist es so wichtig, dass sich jeder Einzelne um ein positives, stabiles, wertschätzendes Beziehungsleben kümmert – zum eigenen Wohl, aber auch zum Wohle aller. Unternehmen sollten sich zum Ziel machen, eine Kultur zu etablieren, in der sich alle Berufsgruppen, Hierarchien und Altersgruppen wohl, gesehen, verstanden und akzeptiert fühlen (mehr dazu siehe ▶ Kap. 7). Und Sie in der Pflege haben jeden Tag in der Hand, wie Sie Ihre zwischenmenschlichen Beziehungen gestalten.

Praxistipp

Gestalten Sie Ihre menschlichen Begegnungen wertschätzend, dankbar und freudvoll – jeden Tag aufs Neue.

Sie können dies auch routiniert und stumpf tun; was Sie tun und was zurück kommt ist keine Frage der Zeit, sondern eine Frage der Einstellung (näheres siehe ▶ Kap. 3).

So ist es in der dänischen Lebensphilosophie auch entscheidend, sich in sozialer Gemeinschaft (egal ob privat mit Freunden bei einem Abendessen oder beruflich bei einer Sitzung mit Kollegen) nicht in den Mittelpunkt zu drängen und das Gespräch zu dominieren. Ein wichtiges Element ist die Bescheidenheit – sie ist in der dänischen Kultur tief verwurzelt. Und das heißt auch, dass sich jeder an den Arbeiten beteiligt; egal ob es um das gemeinsame Zubereiten von Mahlzeiten geht oder das Erledigen der Aufgaben auf der Station bzw. im Wohnbereich. Es ist hyggeliger, wenn alle helfen.

» „Die Zeit, die wir mit anderen verbringen, schafft eine warme, entspannte, freundliche, bodenständige, nahe, angenehme, bequeme und einladende Atmosphäre. In vielerlei Hinsicht ist es wie mit einer guten Umarmung nur ohne Körperkontakt. In dieser Situation kann man vollständig entspannt und man selbst sein. Die Kunst der Hygge ist deshalb auch die Kunst, die eigene Komfortzone so auszudehnen, dass andere Menschen eingeschlossen werden." (Wiking 2016)

Fazit

Der dänische Anthropologe Jeppe Trollet Linnet, der seit dem Jahr 2011 zum Thema Hygge forscht, sieht Hygge als Lebensphilosophie und Gegenreaktion zur globalisierten Welt *„Terrorismus, Cyberkriminalität und Finanzkrisen gefährden unsere Existenz"* (Linnet 2010). Hygge bedeutet somit Sicherheit, Geborgenheit

und Wohlfühlfaktoren zu suchen, die wir uns als bewusste achtsame Menschen selbst und gegenseitig tagtäglich geben können. Es geht darum, nett zu sich zu sein, sich selbst zu verwöhnen und sich und Anderen schöne Momente zu erschaffen. Es reicht jedoch nicht, ein paar Kerzen anzuzünden und mal eine Viertelstunde nicht aufs Handy zu schauen; es geht um eine Einstellung, ein Gefühl, das sich nicht mal eben wie ein selbst gestrickter Pulli überziehen lässt (vgl. Fischer 2019).
Es geht also um bestimmte Werte und eine innere Haltung, die die Dänen permanent bewusst haben und gleichzeitig intuitiv leben. Wir Deutschen dürfen uns dieser Werte, die uns glücklich und zufrieden machen, gerne wieder bewusst werden:

» *„Hygge kann uns helfen, im Alltag dankbar zu sein und die einfachen Freuden zu genießen. Hygge macht das Beste aus dem Augenblick, ist aber auch eine Methode, um Glück zu planen und zu erhalten“* (Wiking 2016).

Literatur

Duden (2017) die deutsche Rechtschreibung

Fischer A (2019) Glücklich im Job mit Hygge – die dänische Glücksphilosophie im Beruf. Springer, Heidelberg

Frisch J (2016) Wenn die Arbeit krank macht. Artikel aus Ärzte-Zeitung vom 15.12.2016. ▶ https://www.aerztezeitung.de/extras/druckansicht/?sid=926250&pid=936286

Linnet JT (2010) Interweavings – eine kulturelle Phänomenologie des täglichen Konsums und der sozialen Atmosphäre in dänischen Familien der Mittelschicht. Eigenverlag

Soderberg MT (2017) Hygge – das große Glück liegt in den kleinen Dingen. Mvg-Verlag, München

Wiking M (2016) Hygge – ein Lebensgefühl das einfach glücklich macht. Lübbe, Köln

Verantwortung und Selbstbestimmung

A. Fischer, *Hygge in der Pflege*, Top im Gesundheitsjob,
https://doi.org/10.1007/978-3-662-59050-8_3

> *„Wir alle wollen in Würde sterben, aber sollten wir nicht erstmal in Würde leben?"*

Diese Frage stellt der deutsche Hirnforscher und Neurobiologe Dr. Gerald Hüther in seinem Buch „Würde – was uns stark macht, als Einzelne und als Gesellschaft" (Hüther 2018). Mit diesem Thema ist er genauso aktuell wie die Hygge-Philosophie. Unsere Welt wird immer verkopfter, leistungsorientierter und komplizierter. Und gleichzeitig sehnen wir uns nach Respekt, Würde und Wohlgefühlen.

Im deutschen Gesundheitswesen ist es oftmals Realität, dass sich nicht nur die Patienten als die Erduldenden bzw. Erleidenden wahrnehmen, sondern gleichermaßen die Pflegemitarbeiter sich auf*opfern* und sich als Opfer der Rahmenbedingungen und Anforderungen fühlen. Dabei ist es für die eigene physische und psychische Gesundheit von entscheidender Bedeutung, sich und sein Gegenüber nicht als Objekt oder Opfer wahrzunehmen und anzusehen, sondern als Subjekt, als Handelnder, der entscheidet, was für ihn gut und richtig ist und danach seine Entscheidungen für seine Tages-, Berufs- und Lebensgestaltung trifft.

Praxistipp

Orientieren Sie sich bei allem was Sie tun, sagen und denken an Ihrer inneren Führung und Ihrem Gefühl, dass es gut für Sie und andere ist, wie Sie Ihr Leben gestalten.

3.1 Pflege in Dänemark

In Dänemark sind die Menschen glücklicher als in fast allen anderen Ländern der Welt, auch die Pflegefachkräfte im Gesundheitswesen. Worin unterscheidet sich das dänische vom deutschen Pflegesystem? Zum einen setzt Dänemark auf Prävention und Erhaltung der Selbständigkeit. Jeder Däne und jede Dänin hat zum Beispiel ab dem Alter von 75 Jahren Anspruch auf präventive Hausbesuche; so kann oftmals der Umzug in ein Pflegeheim oder die Einweisung in eine Klinik vermieden werden. In Deutschland setzen Hilfsangebote oftmals erst an, wenn akuter Handlungsbedarf besteht. Des Weiteren setzt Dänemark den Grundsatz „ambulant vor stationär" erfolgreich um. Hier sind die Weichen eher umgekehrt gestellt, denn jeder pflegebedürftige Deutsche geht in ein Heim oder eine Klinik, wenn er keinen nah wohnenden Angehörigen hat, der ihn pflegt oder er die notwendigen häusliche und pflegerische Unterstützung aus privaten Mitteln nicht aufbringen kann. Viele könnten Zuhause altern, wenn ihnen dort das gleiche Geld zur Verfügung stünde, wie es bei der Unterbringung in einer Einrichtung von der Kasse oder Kommune bezahlt wird.

Durch die kommunale Betreibung der Pflegeheime sowie der Anstellung der Mitarbeiter, sind zum Teil die Arbeitsbedingungen und die Entlohnung in unserem Nachbarland etwas besser. Pflege ist hier eine öffentliche Aufgabe und wird aus Steuergeldern finanziert. Somit können wir uns das dänische System nicht 1:1 zum Vorbild nehmen, und doch macht es

Sinn, sich bezüglich des Umgangs, der Haltung und des Images aus solch funktionierenden Erfolgsrezepten die ein oder andere Inspiration zu holen.

Was sich ebenfalls unterscheidet und das kann völlig unabhängig vom System auch bei uns gelebt werden: die Sicht auf alternde Menschen und das Ansehen des Pflegeberufs. Die Pflege von alten oder erkrankten Menschen verdient höchste Anerkennung. Der Wert der Pflegemitarbeiter, egal ob in der Alten- oder Kranken-Pflege ist so hoch und sollte sowohl vom Image als auch der finanziellen Entlohnung entsprechend wert-geschätzt werden. Und auch die alternden kranken Patienten, zu denen wir übrigens auch wahrscheinlich irgendwann alle gehören, sind kein notwendiges Übel, sondern menschliche Subjekte, Individuen, die mit ihrer Würde, ihrer Ganzheitlichkeit und ihrem Wesen gesehen und behandelt werden wollen. Sehr schätzt und ehrt man in Dänemark jene, die ein Leben lang für die Gesellschaft tätig waren und über große Lebenserfahrung verfügen.

Durch neue Wege gemeinsamen Wohnens im Alter ist Dänemark darauf bedacht, dass auch der Lebensabend noch lebenswert und würdevoll bleibt. Altenheime gibt es fast keine mehr. Dänemark hat die Seniorenbetreuung in den letzten 25 Jahren revolutioniert. Seit einem im Jahr 1987 verabschiedeten Reformgesetz ist Schluss mit dem Bau von klassischen Heimen. Alle Neubauten sind seither Senioreneinrichtungen mit Pflege- und Betreuungseinrichtungen und angeschlossenem Personal. So sind dies meist Zwei-Zimmer-Wohnungen mit eigener Küchennische und geräumigem Bad; oftmals angeordnet um den gemeinsamen Speise- und Aufenthaltsraum. Wo möglich haben die Wohnungen auch kleine Vorgärten, die man privat nutzen und auch bepflanzen kann. In der offenen Küche bereitet das Personal die Mahlzeiten zu, aber wer möchte, kann auch selbst kochen.

Möglichst lange im eigenen Zuhause leben, heißt also die eine Devise der dänischen Pflegereform; und möglichst lange ein eigenes Leben führen die andere. Die Dänen betrachten das als menschenwürdiger und wollen, dass jeder Mensch so lange wie möglich seine Verantwortung und Selbstbestimmung behält. Die Reform bringt nachweislich mehr Lebensqualität durch Selbstversorgung und setzt Pflegeunterstützung nur dort ein, wo sie wirklich punktuell benötigt wird. Dass es natürlich auch in Dänemark eine knappe Personaldecke und Fachkräftemangel gibt, fällt dabei jedoch nicht so stark ins Gewicht, da sich die meisten Bewohner und Patienten selber kümmern (Gamillscheg 2013).

In ganz Skandinavien kommt auch kein Gutachter einer Kasse, der prüft wie hoch der Pflegegrad ist und wieviel Geld gezahlt wird. Bis zu einem geringen Eigenanteil von zwischen 5 und 10 % werden alle Unterstützungsleistungen aus Steuermitteln der Kommune bezahlt. Nur wenn es gar nicht anders geht, kommt eine Senioreneinrichtung in Betracht.

Die Friedrich-Ebert-Stiftung hat einen Vergleich der skandinavischen Länder mit Deutschland untersucht und festgestellt:

» *„Die skandinavischen Systeme sind getragen von der Idee, dem einzelnen Individuum im Sinne von Hilfe zur Selbsthilfe das an staatlichen Unterstützungsleistungen zukommen zu lassen, das er oder sie benötigt, um möglichst lange ein selbstbestimmtes Leben zu führen."* (Heintze 2015).

Die Satzung der deutschen Pflegeversicherung SBGXI verwendet zwar auch die Begriffe Selbstbestimmung und Prävention, aber seit Einführung des gut gemeinten Gesetzes lässt sich jedoch in der Praxis eine gegenteilige Entwicklung beobachten. Je unselbstständiger und pflegebedürftiger ein Mensch ist, desto mehr Geld zahlt die Pflegekasse.

Menschliche Pflege und gute Qualität sind nicht in erster Linie eine Frage des Geldes. Selbst wenn Deutschland die Pflegeversicherungsbeiträge um mehrere Prozentpunkte erhöhen würde, würde unser System dem skandinavischen unterlegen bleiben, sofern weiterhin falsche Anreize gesetzt werden und die Sichtweise und die Haltung hinsichtlich der Pflegenden und der zu Pflegenden sich nicht ändern.

Beispiele von alternativen Pflegewohn-Projekten, wie sogenannte Pflegehöfe, wie sie in Dänemark durchaus üblich sind, gibt es auch vereinzelt schon in Deutschland. Pflegehöfe sind Bauernhöfe, auf denen nicht nur die Bauersfamilie samt ihrer Tiere lebt, sondern auch noch (je nach Größe) 10–20 Senioren. Diese leben in Wohngemeinschaften und packen dort mit an, wo sie können und mögen. Der eine hilft im Stall, der andere in der Küche bei der Zubereitung der Mahlzeiten, ein dritter bei der Feldarbeit. Es geht hierbei nicht um körperlich schwere Arbeit, sondern um den Ansatz aktiv am Alltag und der Selbstversorgung teilzuhaben. Die Bewohner bleiben länger fit und trainieren ihre mentalen und physischen Fähigkeiten. Jeder trägt etwas zum Leben in der Gemeinschaft bei – gelebte Hygge ist hier an der Tagesordnung.

Gerade in Dänemark gibt es viele alternative Pflege-Projekte, die gerne als Anregung für die Einrichtungen in Deutschland dienen dürfen.

So gibt es noch viele weitere Ideen und Konzepte, wie Bewohner nach ihren Interessen, Hobbies oder früheren Berufen gemeinsam aktiv zusammen leben.

3.2 Die eigene innere Haltung/Einstellung

Die körperlichen, zeitlichen und psychischen Anforderungen an die Pflege sind hoch. Gleichzeitig ist der eigene Gestaltungs- und Entscheidungsspielraum, den jeder Mitarbeiter hat, deutlich höher als viele ihn wahrnehmen. Unsere Realität wird durch unsere Denkweise (mit-) gestaltet. So ist bereits entscheidend, mit welchen Gedanken und Gefühlen jeder in seinen Tag startet. Egal ob es Montag, Donnerstag oder Samstag ist, ob Früh-, Spät- oder Nachtschicht. Entscheidend ist, wie wir über unseren Tag denken. Jeder Tag schenkt uns 24 h wertvolle Lebenszeit. Was wir daraus machen, entscheidet jeder selbst.

> „Wenn ein Problem gelöst werden kann, braucht man sich keine Sorgen zu machen. Wenn nicht, sind Sorgen sinnlos" (Dalai Lama)

Dänemark rangiert laut dem jährlich durchgeführten World Happiness Report, der das Glück- und Zufriedenheits-Empfinden von 117 Ländern weltweit untersucht, seit Jahren immer unter den ersten 3 Plätzen. Es gilt sogar als das Weltglücks-Vorbild. Deutschland schafft es nicht mal unter die Top ten; meist liegt es zwischen dem Platz 15 bis 20. Wenn man aktuellen Umfragen aus Deutschland folgt, dann fühlen sich tatsächlich neun von zehn Arbeitnehmer unglücklich, gestresst, ausgelaugt, unzufrieden und erschöpft.

Aufgrund langjähriger Hirnforschungen führen die Überlegungen zu folgenden zwei Fragen dazu, den Menschen zu helfen, sich aus festgefahrenen Mustern zu lösen und glücklich zu werden. Denn nur wenn wir in Übereinstimmung mit unserer Bestimmung leben, kann es uns richtig gut gehen.

- Was will ich für ein Mensch sein?
- Wozu will ich dieses Leben nutzen?

Praxistipp

Wir sollten uns selber sowie andere wieder als Subjekte statt als Objekte wahrnehmen und behandeln. Raus aus der Leistungsspirale rein ins Fühlen und Sein.

So ist es wichtig, sich in seinem „stressigen Alltag" eigene Zeiten und Räume zu schaffen, die jeder selber gestalten kann. Das kann der Yoga-Kurs, der Sport-Club, die tägliche Meditation, der Frischluft-Spaziergang, das Treffen mit Freunden, Häkeln, Malen, Musikhören oder was auch immer sein (mehr dazu in

▶ Kap. 8). Es geht darum, unser Leben selbst zu gestalten und nicht nur anderen Vorstellungen zu entsprechen und zu funktionieren, denn das macht auf Dauer krank und unglücklich.

Genauso wichtig, wie es sich selber hübsch oder eben hyggelig zu machen ist, in Gemeinschaft zu sein und mit anderen wertschätzend, respektvoll und wohlwollend umzugehen. Es geht also darum, die Potentiale von sich und anderen wahrzunehmen und tagtäglich etwas dafür zu tun, diese zu entfalten (mehr dazu in den ▶ Kap. 5 und 6).

Glück wird wohl von jedem Menschen auf seine eigene Weise definiert. Den Fokus setzt jeder individuell und doch ist allen gemein, dass Glück ein positives erstrebenswertes Gefühl ist. Und je mehr positive Gefühle und Glücksmomente wir uns in unserem Leben schaffen, umso glücklicher und gesünder sind wir. Und damit sind wir bei Hygge, denn Menschen die bewusst etwas für die Erhöhung ihrer Glücksgefühle tun, fühlen sich subjektiv bereits dadurch besser, dass sie darauf fokussieren, sich selbst etwas Gutes zu tun (◘ Abb. 3.1).

Es geht darum, achtsam und bewusst mit allen Sinnen wahrzunehmen, was ist und mit einer positiven Einstellung und guten Gedanken unser Leben so zu gestalten, dass wir Freude, Zufriedenheit und Glück verspüren. Gefühle, die es weder zu kaufen, noch dienstlich anzuordnen gibt, sondern die wir uns selber verschaffen können und wofür wir die Verantwortung tragen.

Hygge ist…

Hygge ist eine Lebenseinstellung und funktioniert mit innerer Zuwendung mit dem was ist.

Hygge bedeutet, sich der vielen alltäglichen Augenblicke und kleinen Momente, bewusst zu werden, an denen wir oft unbemerkt vorbeihetzen.

Hygge bedeutet auch nicht alles perfekt und sofort zu machen, wenn wir es gerade nicht können.

Hygge ist das Glück, die Dinge im Leben positiv zu sehen.

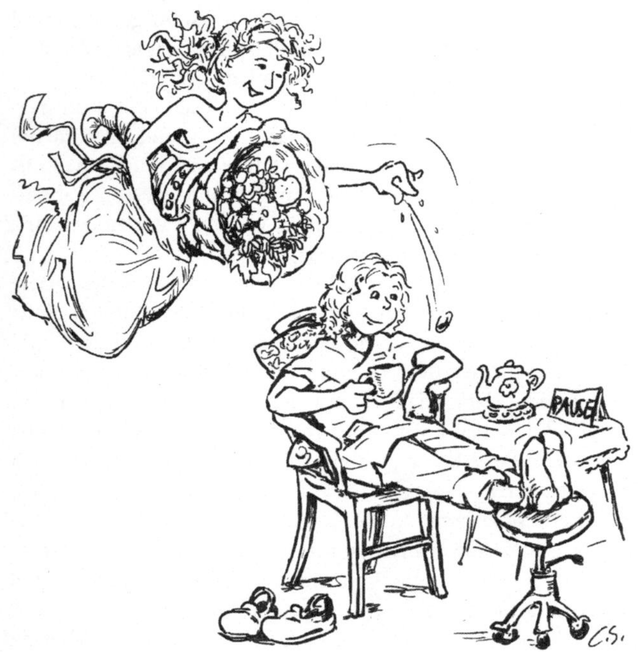

Abb. 3.1 Glück fällt uns nicht wie ein Goldklumpen in den Schoß, sondern in vielen kleinen Talern

Der persönliche Einflussbereich

Das Modell des Kreises der Einflussnahme verdeutlicht das Phänomen der eigenen Sichtweise. Der amerikanische Autor Stephen Covey (2015) bietet ein schönes Bild an: 2 Kreise mit einem gemeinsamen Mittelpunkt. Im inneren Kreis befinden sich die Dinge, auf die man direkten Einfluss nehmen kann. Der äußere Kreis beinhaltet alles, worauf wir selbst keinen Einfluss haben (Abb. 3.2).

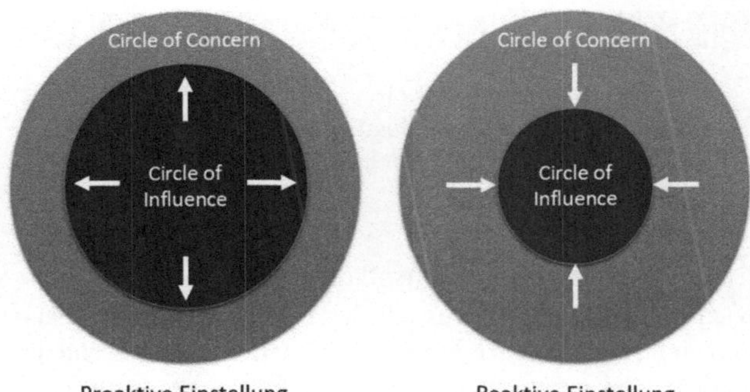

Abb. 3.2 Kreis der Einflussnahme

Die entscheidende Frage ist nun: Auf welche der beiden Denkweisen verwenden Sie mehr Zeit, Aufmerksamkeit und Energie? Unterschieden werden Menschen mit einer proaktiven Einstellung und Menschen mit einer reaktiven Einstellung. Proaktive Menschen legen ihren Fokus auf beeinflussbare Dinge und verspüren dadurch sehr viel weniger Stress, weil sie sich selbst als Gestalter empfinden. Je mehr ein Mensch seine Ressourcen in dem nicht beeinflussbaren Feld der Bedenken bündelt, umso mehr Stress wird er erleben. Ihr eigener Fokus entscheidet darüber, ob Sie Ihr privates und berufliches Leben eher nach dem Opfer- oder dem Gestalter Prinzip wahrnehmen und gestalten.

Die Konzentration auf die eigenen Möglichkeiten und Ressourcen führt nach Coveys Aussage zu einem sich selbst verstärkenden Prozess: Je mehr Sie sich in Ihrem Handeln auf die Perspektive Ihres eigenen Einflussbereiches konzentrieren, desto aktiver und proaktiver gestalten Sie Ihre Umwelt mit und desto stärker entwickelt sich auch Ihr tatsächlicher Einflussbereich.

Praxistipp

Verschwenden Sie keine Zeit mit Dingen, die außerhalb des eigenen Kreises der Einflussnahme liegen, sondern fokussieren Sie auf Ihren Gestaltungsspielraum.

▪ Die 4A-Strategie zur Umsetzung

Wichtig ist also, den Fokus auf das Beeinflussbare zu lenken. Und das kann in jeder konkreten Situation neu entschieden werden. Zur praktischen Umsetzung kann die 4A-Strategie des Marburger Psychologen Gert Kaluza helfen. Er fokussiert ebenfalls auf die eigenen Handlungstools, wie Sie Ihren Fokus auf den persönlichen Einflussbereich verlagern können; dies verknüpfe ich mit konkreten Hygge-Tipps:

1. **A: Akzeptieren Sie, was nicht zu ändern ist.**
   Es gibt Bereiche, z. B. Wetter, andere Menschen, die Termine verschieben, eine Unternehmensentscheidung, die Sie tatsächlich nicht beeinflussen können. Hier ist es wichtig, zu erkennen und anzunehmen, dass die Fakten nun so sind, wie sie sind. Sie können sich stunden- und tagelang darüber ärgern und Energie darein legen, dass Sie ein Opfer sind, Sie können es aber auch akzeptieren; das macht es meist viel schneller erträglich und oftmals auch angenehm. Das eigentlich unangenehme sind nämlich oft nicht die Tatsachen an sich, sondern das, was wir gefühlsmäßig daraus machen.
2. **A: Abkühlen und atmen.**
   Das bedeutet, überschießende Erregung in einer akuten Stresssituation zu regulieren (statt sich in sie hineinzusteigern). Bleiben Sie im Hier und Jetzt, kochen sich einen Tee, gehen eine Runde an der frischen Luft um den Block, atmen tief durch oder hören ein Lied Ihrer Lieblingsband; alles kleine Dinge aus der Hygge-Lebensphilosophie, die Sie aktiv einsetzen können, um in der Gegenwart den

Augenblick zu genießen. Oftmals bescheren einem „Ausfälle" von Terminen, Wetter etc. einfach mal eine zusätzliche Stunde freie Zeit. Die dürfen Sie genießen.

3. **A: Analysieren.**
   Dies bedeutet, sich einen kurzen Moment Zeit zu nehmen, um zu einer bewussten und schnellen Einschätzung hinsichtlich eigener Handlungsmöglichkeiten zu kommen. Sich darüber klar zu werden, was Sie gerade aktiv tun können (wo also liegt der konkrete Grad Ihrer Einflussnahme) und ob es Ihnen wichtig ist, tatsächlich etwas zu tun. Ist Ihnen es die Sache wert? Nicht alles, was man tun kann, muss man auch tun. Auch hier helfen verschiedene Hygge-Elemente; sei es das gemeinsame Gespräch mit einem Freund oder Kollegen, um sich über die Thematik klar zu werden, oder auch eine gemütliche Atmosphäre, die positive Emotionen schafft, um mit Kopf und Herz zu entscheiden.
4. **A: Ablenkung oder Aktion.**
   Je nach Ausgang der Kurzanalyse (beim 3. A) geht es hier entweder um Ablenkung von der Situation oder um gezielte Aktionen zur Änderung der Situation. Wenn Sie entscheiden, nichts zu tun, dann nutzen Sie die Zeit für etwas anderes. Egal was das ist, bleiben Sie im Bewusstsein des Handelnden; dass Sie entschieden haben, ob Sie etwas tun oder nicht und sich nicht als Opfer sehen, sondern als Gestalter der Situation (vgl. Kaluza 2015).

Praxistipp

Wenden Sie die 4A-Strategie an für mehr Gelassenheit und Selbstbestimmung am Arbeitsplatz.

Auch hier ist es wieder wichtig, entscheiden zu können, wo Handeln möglich, nötig und sinnvoll ist und wo nicht. Wie das bekannte Zitat des Theologen Reinhold Niebuhr auf den Punkt bringt:

» *„Gott, gib mir die Gelassenheit, Dinge hinzunehmen, die ich nicht ändern kann, den Mut, Dinge zu ändern, die ich ändern kann, und die Weisheit, das eine vom anderen zu unterscheiden."*

■ Hygge und Achtsamkeit

Bei Hygge geht es wie bei der Achtsamkeit um das absichtsvolle Ausrichten der Aufmerksamkeit auf den aktuellen Moment und das aktuelle Erleben. Dabei begegnet man allem, was man im hier und jetzt in der Innen- und Außenwelt wahrnimmt mit Offenheit, Neugier und Akzeptanz. Es geht nicht um ein Meditieren mit 20 min kontemplativen Betrachten von Natur - wobei auch das sehr entspannend sein kann – es geht darum, sich darauf zu konzentrieren was jetzt gerade ist, ohne es bewerten oder verändern zu wollen und ohne mit den Gedanken schon zehn Schritte voraus zu sein.

Es ist bewiesen, dass praktizierte Achtsamkeit in fast jedem Bereich das Leben positiv beeinflusst.

Der häufigste Grund warum Menschen anfangen, sich mit dem Thema zu beschäftigen ist Stress und Unzufriedenheit. Achtsamkeit führt bei regelmäßiger Übung zu mehr Gelassenheit, einem klaren Blick auf die eigenen Bedürfnisse und die Gesundheit. Und die verschiedenen Aspekte von Hygge können uns hierbei erfolgreich unterstützen.

Die Basis von allem ist die positive Psychologie, der Wissenschaft von gelingendem Leben, bei der es darum geht die eigenen Potentiale und Ressourcen zu nutzen sowie positiv zu denken und formulieren, um glücklich und erfolgreich zu sein.

Wie kann man seine Denkweise positivieren? Auch wenn es diese Verbform zum Adjektiv „positiv" offiziell laut Duden nicht gibt, ist sie hier bewusst gewählt.

Negative Formulierung/ Denkweise	Positive Formulierung/ Denkweise
Der Tag morgen wird bestimmt wieder total stressig!	Ich werde morgen einen schönen Tag haben!
Hoffentlich ist Patient XY nachher nicht wieder so anstrengend und nervig	Die Begegnung mit Patient XY wird angenehm und ich werde ihm etwas Nettes sagen
Oh nein, morgen stehen ja auch wieder Helga und Uschi auf dem Dienstplan; ich weiß jetzt schon wie sehr die mir wieder auf den Keks gehen	Ich begegne meinen neuen Kolleginnen offen und mit Freude. Es wird eine nette und gelungene Zusammenarbeit
Mist, bestimmt habe ich auf dem Weg zum Dienst wieder jede Menge Stau und einen Parkplatz finde ich wieder nur ganz hinten	Meine Fahrt zum Dienst ist angenehm, ich werde meine Lieblingsmusik hören, und entspannt und fröhlich auf der Arbeit ankommen
Mit Sicherheit wird es wieder stressig und meine Pausen fallen aus	Ich freue mich auf meine Aufgaben und die Pausen, auch wenn sie nur kurz werden, werde ich an der frischen Luft mit etwas Leckerem verbringen

Aus der Hirnforschung, der positiven Psychologie und der Kinesiologie wissen wir, wie sehr uns negative Gedanken und Formulierungen beeinflussen. Alleine die Körperhaltung, die Atmung sowie die gesamte seelische Verfassung werden durch unsere Denkweise positiv oder negativ gelenkt.

Selbst wenn es tatsächlich so sein sollte, dass der Tag oder die o. g. Begegnungen mit Patienten, Bewohnern oder Kollegen dann doch nicht so positiv verlaufen sollten, so ist dies dann aber nur für die Dauer des Kontaktes negativ. Die komplette Stimmung, Denkweise und Erwartungshaltung vorher war und bleibt positiv.

Praxistipp

Passen Sie auf was Sie denken, es könnte wahr werden! Denken und kommunizieren Sie positiv!

Weitere Beispiele zur positiven Kommunikation auch im Umgang mit Patienten bzw. Bewohner oder im Team finden sich in ► Kap. 5 und 6.

▪ Hygge gegen Stress

Oft erfüllt der Mensch die Erwartungen seiner Mitmenschen und verliert vor lauter Funktionieren oder Gefallen wollen sich selber aus den Augen und aus dem Kontakt. Der glückliche Mensch ist mit sich im Kontakt und folgt der Stimme seines Herzens. Dadurch ist er keinesfalls egoistisch; im Gegenteil: er ist damit seinen Mitmenschen Vorbild und Geschenk zugleich. Das Gute ist: jeder kann das jeden Tag sogar jeden Moment neu wählen und sich dafür oder dagegen entscheiden sich und damit anderen etwas Gutes zu tun.

Was als negativer Stress oder als positive Herausforderung wahrgenommen wird, entscheiden meist die Einstellung und der Blick auf die jeweilige Situation bzw. Person. Nicht die Stressfaktoren selbst allein *machen* den Stress in uns, sondern unsere jeweiligen Antwortmöglichkeiten von innen heraus auf diese Faktoren bestimmen wie viel Stress wir erleben. Entscheidend ist also, mit welcher emotionalen Ladung Sie Dinge angehen und ansehen.

Praxistipp

Sie können nicht jeden Tag Ihre Arbeit neu wählen, aber Sie können jeden Tag neu darüber entscheiden, mit welcher Haltung und welcher Einstellung Sie Ihre Arbeit tun.

3.3 Die 3 × 8 Methode

Von den Fakten her, kann sich in Deutschland wohl niemand beschweren was Urlaubs- und Dienstzeiten anbetrifft. Mit fünf bis sechs Wochen Urlaub liegen wir nicht nur in der EU an der Spitze. Gleichzeitig sind die Dienst- und Schichtzeiten in der Pflege eine absolute Herausforderung und verständlich, wenn sich die laufend ändernden Schichten mehr Raum im Leben nehmen als es faktisch der Fall ist.

Betrachten wir die üblichen 8 h Arbeit, die ein Mensch der Vollzeit arbeitet, im Dienst ist. Wenn wir mathematisch an die Sache ran gehen, haben wir dann noch 16 h von den zur Verfügung stehenden 24 h übrig. Davon gibt es eine durchschnittliche Schlafenszeit von maximal 8 h, womit noch 8 h Freizeit übrig bleiben. Richtig gerechnet?

- 8 h Arbeit
- 8 h Schlaf
- 8 h Freizeit (▪ Abb. 3.3).

Das bedeutet, dass die Freizeit den gleichen Anteil – nämlich ein Drittel – an unserem Leben hat wie auch die Arbeitszeit und die Schlafenszeit. Aktuell gewinnt man jedoch den Eindruck, dass wir Deutschen leben, um zu arbeiten. Wir machen das Thema Arbeit so groß, dass wir uns und anderen glauben lassen, dass unser Job unsere hauptsächliche Aufgabe und Daseinsberechtigung ist.

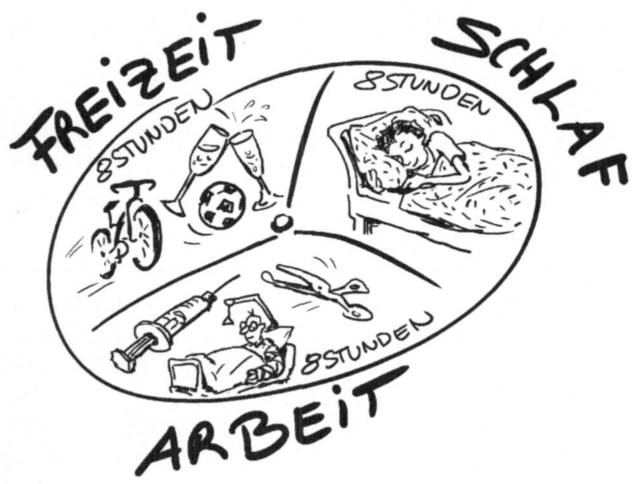

Abb. 3.3 Die 3 × 8-Methode

Aussagen wie: „Ich habe keine Zeit", sind schlichtweg falsch. Alle Menschen haben jeden Tag dieselben 24 h Zeit. Korrekt müsste es heißen: Ich möchte mir dafür keine Zeit nehmen.

Denn erstens entscheiden wir selbst, wie wir unser Leben gestalten, und zweitens ist es immer die eigene Sicht auf die Dinge, die eigene Prioritätensetzung.

Hand aufs Herz: Hätte ich Sie gefragt, wieviel subjektiv wahrgenommene Zeit Ihr Job ausmacht, hätten Sie mit Sicherheit geantwortet, dass dies der Großteil Ihres Lebens ist. Stimmt aber nicht, wenn wir bei den faktischen 8 h durchschnittlicher Arbeitszeit bleiben. Viel mehr als 8 h zu arbeiten, ist – abgesehen vom deutschen Arbeitszeitgesetz – übrigens auch völlig unsinnig. Mehrere Studien und Untersuchungen belegen, dass wir in 10 oder 12 h effektiv gar nicht mehr schaffen, als in den üblichen 8 h. Ein Großteil der Überstunden ist somit betriebswirtschaftlich und ergebnisorientiert völlig unsinnig; gesundheitlich sowieso (vgl. Fischer 2019).

Manche Menschen fühlen sich besser oder wichtiger oder cooler, wenn sie erzählen können wie viel sie arbeiten. Ehrlich gesagt, empfinde ich – auch als selbstständige Unternehmerin – teilweise Mitgefühl mit diesen Menschen, die sich ausschließlich über ihren Job definieren.

War Ihnen das so klar? Dass Sie zwei Drittel Ihres Lebens (zuzüglich der Wochenenden und den durchschnittlich 25 Urlaubstagen im Jahr) Zeit zur freien Gestaltung haben. Doch gestalten Sie diese wirklich aktiv und liebevoll?

Praxistipp

Bereiten Sie achtsam Ihre durchschnittlich 8 h Schlaf vor, um sich dort wohlig zu erholen.

Wie viele Gedanken machen Sie sich um Ihre Schlafstätte? Auf welcher Matratze schlafen Sie, in welcher Bettwäsche? Welche Farben, Stoffe und Atmosphäre herrscht in Ihrem Schlafzimmer, zünden Sie abends eine Kerze an, schlafen Sie mit (Entspannungs-)Musik ein? Viele Fragen, die noch viel weiter ausgeweitet werden können. Die häufige Antwort lautet: Schlafen ist schlafen: verlorene Zeit, in der man sich einfach ins Bett legt und schläft. Dabei ist die Qualität des Schlafes extrem wichtig; für unseren Körper, unseren Geist und unsere Psyche. Wir regenerieren in dieser Zeit. Auch wenn wir es nicht live miterleben, so dürfen bzw. sollten wir genüsslich ein- und durchschlafen und ebenso genüsslich aufwachen. Wie herrlich, sich morgens den Wecker 10 min eher zu stellen und noch (alleine oder mit dem Partner) bewusst Zeit im Bett zu verbringen, den Körper in seiner Entspannung wahrzunehmen und den Tag mit Freude und einer positiven Haltung zu begrüßen.

Praxistipp

Genießen Sie den Start in den Tag und die freie Zeit, die Sie so selber gestalten können, dass es Ihnen gut geht.

Nehmen wir einmal als Beispiel an, Sie haben von 22:00 Uhr bis 6:00 Uhr (also 8 h) geschlafen. Um 7:30 Uhr fängt ihre Arbeit an. Das bedeutet, ihr Tag beginnt mit eineinhalb Stunden freier Zeit. Genießen Sie diese! Lächeln Sie sich an, wenn Sie sich die Zähne putzen und Ihre morgendliche Körperpflege durchführen. Nehmen Sie diese Zuwendung für sich selbst als etwas sehr Sorgsames und Wertvolles wahr. Genauso wie die Auswahl der Kleidung: Fühlen Sie sich ein, nach welchen Farben, Materialien und Schnitten Ihnen heute zumute ist. Und: Zelebrieren Sie Ihr Frühstück. Egal ob Sie es direkt zu Hause essen oder in einer Brot Dose mit zur Arbeit nehmen: *Du bist, was du isst,* sagt ein asiatisches Sprichwort und da ist was dran. Vor allem, mit welcher Haltung wie, wo und mit wem wir essen, ist mitentscheidend. Und genießen Sie auf der Wegezeit zur Arbeit Ihren Weg mit schöner Musik im Auto, dem Versenden netter Nachrichten in der Bahn oder dem Frischluftprogramm auf dem Fahrrad. Die Dänen sind übrigens die Nation, die am meisten mit dem Fahrrad zur Arbeit fährt.

Das alles machen Sie jetzt wahrscheinlich auch: Aufstehen, Zähneputzen, Duschen, Frühstücken etc. Doch es gibt einen großen Unterscheidungs- bzw. Gestaltungsspielraum. Sie können das ganze geistig abwesend und im Funktionsmodus tun, oder bewusst, achtsam und mit Freude. Wenn Sie in diesen eineinhalb Stunden gedanklich schon im Job sind, dann nehmen Sie sich selbst Ihre freie Zeit. Denken Sie an etwas Schönes, machen Sie auch morgens schon eine CD oder das Radio an, telefonieren Sie auf dem Weg zur Arbeit mit einer Freundin oder einer Person, die Ihnen gut tut. Genießen Sie Ihre freie Zeit.

Praxistipp

Gestalten Sie Ihre Freizeit, in dem Sie sich etwas Gutes tun, worauf Sie sich schon während der Arbeitszeit freuen. Tun Sie auch einfach mal Nichts!

Wenn Sie um 15.30 Uhr Ihren Arbeitstag erfolgreich und entspannt hinter sich haben (das eine bedingt übrigens das andere anstatt sich gegenseitig auszuschließen), dann haben Sie jetzt (bis Sie um 22:00 Uhr wieder schlafen gehen) noch 6,5 h Zeit zur freien Gestaltung. Ist das nicht irre? Was tun Sie damit jeden Tag? Gehen Sie zu Fuß an der frischen Luft zum Supermarkt? Treffen Sie sich mit Freunden? Genießen Sie den Nachmittag mit einer Tasse Tee und einem guten Buch auf dem Sofa? Gehen Sie zum Sport mit netten Menschen? Was bereiten Sie sich zum Abendessen zu? Klar können Sie sich schlecht gelaunt eine Stulle schmieren oder die kalten Nudeln vom Vortag vor dem Fernsehen aufessen. Sie können sich aber auch selbst (ob für sich alleine oder die Familie) mit Genuss Ihren Abend schön gestalten. Womit genau, ist eigentlich egal. Das Wie ist entscheidend! Mit welcher Haltung gestalten Sie die viele Zeit. Natürlich steht auch noch Hausarbeit auf dem Plan; die Wäsche, die Einkäufe, der Haushalt erledigt sich nicht von alleine, die Fahrten, um die Kinder von A nach B zu kutschieren, auch nicht. Aber auch dies können Sie als Last sehen oder mit Freude tun.

Wichtig ist, sich in den 8 h Freizeit nicht auch noch zu stressen mit weiteren Leistungsattributen wie Fitness mit Puls Uhr, Laufen mit Schrittzähler, Shoppen im Akkord, Freunde besuchen im Speed Dating-Verfahren etc. Es ist so wichtig, sich regelmäßig einfach bewusst zwischendurch mal Ruhe zu gönnen: Tee kochen, Kerze anzünden, Lieblingsmusik oder schönes Buch mit auf den Sessel, Wolldecke und einfach mal nur sitzen und wahrnehmen.

Und gleichzeitig darf die Arbeitszeit als ebenso etwas Angenehmes und Wertvolles angesehen werden und nicht nur als die Zeit, in der man Energie und Kraft gibt, um diese anschließend mühsam wieder auftanken zu müssen.

Fazit

Es ist alles eine Frage der Haltung, der eigenen Sichtweise und der Eigenverantwortung: Freude oder Frust! Strahlen oder Stress! Erfüllung oder Erschöpfung! Wie heißt es im Sport: „Gewonnen oder verloren, wird nur zwischen den Ohren." Und das können wir auf das ganze Leben übertragen. Und soll ich Ihnen etwas verraten: Sie haben nur das eine Leben. Und jede Stunde, die sie nicht achtsam und bewusst gelebt haben, ist weg. Sie dürfen Ihr Leben glücklich gestalten!

Literatur

Covey S (2015) ► https://www.hrweb.at/2015/02/stephen-covey-circle-of-influence

Fischer A (2019) Glücklich im Job mit Hygge – die dänische Glücksphilosophie im Beruf. Springer, Heidelberg

Gamillscheg H (2013) Dänemark: Jedem sein Zuhause. Berliner Zeitung. Artikel vom 14.07.2013. ► https://www.berliner-zeitung.de/daenemark-jedem-sein-zuhause-3807370

Heintze C (2015) Auf der Highroad – der skandinavische Weg zu einem zeitgemäßen Pflegesystem. Ein Vergleich zwischen fünf nordischen Ländern und Deutschland. Expertise im Auftrag der Abteilung Wirtschafts- und Sozialpolitik der Friedrich-Ebert-Stiftung

Hüther G (2018) Würde. Was uns stark macht – als Einzelne und als Gesellschaft. Knaus, München

Kaluza G (2015) Stressbewältigung. Springer, Heidelberg

Hyggelige gesundheitsfördernde Gestaltung der Zimmer

A. Fischer, *Hygge in der Pflege*, Top im Gesundheitsjob,
https://doi.org/10.1007/978-3-662-59050-8_4

Gerade im Gesundheitswesen gibt es mittlerweile viele Studien und Untersuchungen von heilsamen und unheilsamen Einflüssen von Architektur und Raum-Gestaltung auf die Gesundheit und Heilung von Menschen. Vor ca. 50 Jahren kam der Begriff des „Sick-Building-Syndrom (SBS)" (Umweltbundesamt 2014) auf, das eine Situation beschreibt, in der Bewohner bzw. Nutzer eines Gebäudes Symptome von Krankheiten aufweisen. Der Zusammenhang zwischen Umgebung und Gesunderhaltung bzw. Gesundwerdung sind wissenschaftlich belegt. So lässt sich zum Beispiel nachweisen, dass sich die Aufenthaltsdauer eines Patienten im Krankenhaus deutlich verringert, wenn bestimmte Kriterien wie Helligkeit, angenehme Raumtemperatur sowie helle, freundliche Farben und Materialien sowie bestimmte Einrichtungsgegenstände und Accessoires gegeben sind; alles Faktoren, die die Atmosphäre hyggeliger gestalten.

Die positive Sichtweise wird aktuell unter den Begriffen „healing architecture" bzw. „healing environment" in der

Fachliteratur geführt. Diese gesunde räumliche Umgebung beeinflusst Menschen physisch, psychisch und emotional und unterstützt Heilungsprozesse. Wesentlich ist, dass unter heilsamer Umgebung und Einrichtung nicht nur statische, sondern auch dynamische individuelle Wechselwirkungen entstehen. Manche gehen sogar soweit, dass sie sagen, räumliche Umgebung wirke wie ein Medikament.

4.1 Allgemeines zur Arbeitsplatzgestaltung

Welche Umgebungsfaktoren haben sich im Krankenhaus oder der Pflegeeinrichtung als besonders gesundheitsfördernd bzw. gesundheitserhaltend herausgestellt? Hierbei geht es sowohl um die Patienten/Bewohner als auch die Mitarbeiter, die tagtäglich durchschnittlich acht Stunden ihres Tages in diesen Gebäuden und Räumlichkeiten verbringen. Alle wollen und sollen sich wohlfühlen.

Folgende Aspekte sind hierfür entscheidend

- Naturbezug
- Lichtkonzepte
- Farbgestaltung und Materialien
- Geräusche und Akustik
- Gerüche und Aromen

Naturbezug

„Die Natur ist das weiseste Buch mit schönen Lehren auf jedem Blatt“ (A. Oehlenschläger, dänischer Nationaldichter, 1779–1850). Der Blick aus dem Fenster der Stations- oder Patientenzimmer sollte ins Grüne statt auf graue Häuserwände oder befahrene Straßen gehen. Studien zeigen, dass Bäume und Pflanzen das Stresslevel von Menschen (egal ob Mitarbeiter oder

Patient/Bewohner) absenken können. Dadurch kann der Wohlfühlfaktor und die Motivation positiv beeinflusst werden. Sollte die Einrichtung nicht mit Blick ins Grüne stehen, ist hier mit Lichtkonzepten, Farbgestaltung oder schönen Bildern naturbezogene Abhilfe zu schaffen.

Praxistipp

Gehen Sie so oft es geht in den Pausen ins Grüne und umgeben sich mit natürlichem Licht.

Was Mitarbeiter auf jeden Fall machen sollten, ist in den Pausen in den nahegelegenen Wald oder Park zu gehen und egal zu welcher Jahreszeit die Natur zu atmen, zu fühlen und zu betrachten. Sei es den Vögeln beim Zwitschern zuzuhören, die bunten Blumen zu betrachten, in die Wolken zu schauen, die frische Luft zu spüren – ein bewusster Aufenthalt in der Natur erfüllt uns, bringt Frieden und Erdung und lässt möglichen Ärger am Arbeitsplatz leicht abfedern.

■ Lichtkonzepte

Natürliches Licht kann mittlerweile durch bestimmte Leuchten erzeugt werden, sollte es keine Möglichkeit zu großen Fenstern und viel Tages-/Sonnenlicht geben. Es können in Zimmerdecken spezielle Leuchtmittel eingebaut werden, um die Tageszeiten und den Biorhythmus zu simulieren. Biodynamisches Licht lässt in Krankenzimmern die Sonne auf- und wieder untergehen und spart so einen deutlichen Medikamentenaufwand, weil Menschen „natürlich" aktiviert oder müde werden. Neonröhren sind nicht hyggelig, aber in vielen Krankenhäusern immer noch üblich. Hier gibt es mittlerweile tolle Lichtkonzepte mit verschiedenen Lichtquellen im Raum, die individuell bedienbar und dynamisch einzustellen sind, um ein Wohlgefühl zu erzeugen. Die Dänen wählen ihre Lampen und Leuchten mit Bedacht aus, um beruhigende Inseln aus Licht zu schaffen. Mehrere kleine Lampen die im Raum gut verteilt sind, bringen mehr Hygge als eine große Deckenlampe.

Auch die flackernden Fernseher in Patienten- und Bewohnerräumlichkeiten, die mit hoher Geschwindigkeit ständig neue Bilder, Farben und Lichter in den Raum werfen, sind in vielen Häusern schon individuellen Tablets oder Smartboards gewichen. Verständlich dass die Nummer 1 der dänischen Lichtquellen, die Kerze, in Krankenhäusern und Pflegeeinrichtungen nicht erlaubt ist, aber auch hier gibt es ja mittlerweile LED-Kerzen und Teelichter für die optische Atmosphäre.

■ Farbgestaltung und Materialien

Farben können Empfindungen vermitteln sowie Gefühle hervorrufen, Stimmungen erzeugen und seelische und körperliche Prozesse beeinflussen. Farbe ist nicht nur Ästhetik, Farbe hat eine Funktion.

> » *„Es reicht, eine Farbe nur einen Moment lang wahrzunehmen, damit sie ein vorhersehbares Verhalten auslöst"*

so Andrew Elliot in seiner Untersuchung zur Psychologie der Farbwirkung an der Universität Rochester (Elliot und Maier 2007). Jede einzelne Farbe hat ihre eigene faszinierende Wirkung. So kann und sollte bei der Auswahl der Farben an den Wänden von Bewohner- und Stationszimmern sehr achtsam die Farbgestaltung ausgewählt werden, genauso für die Möbel, Decken und Accessoires. Räume wirken durch eine entsprechende Farbgebung größer oder höher.

Hier die wichtigsten Farben mit ihren dazu gehörenden Wirkungen:

Übersicht

Weiß wirkt im Sinne von Unschuld und Reinheit. Weiß gibt uns Kraft bei der Lösung von Problemen und wirkt beruhigend; außerdem weckt es viele Assoziationen. Die Standardfarbe von Wänden in deutschen Gesundheitseinrichtungen ist meistens Weiß. Ein Zuviel kann steril und leer wirken. Zu kombinieren ist weiß mit allen Farben.

Schwarz wirkt elegant, schlicht und seriös; macht aber auch depressiv und drückt auf die Stimmung. Positive Kombinationsfarben sind: gelb rosa, orange.

Grau steht für innere Zurückhaltung, Neutralität, ist aber auch edel und eine klassische Büro-Farbe. Ein dunkles Grau trübt die Stimmung, während ein helles Grau eher als Zeichen für den Aufbruch steht.

Braun ist warm, erdverbunden und die Farbe von Stabilität, Zuverlässigkeit und Tradition. Die Farbe Braun drückt aber auch Engstirnigkeit und Anspruchslosigkeit aus. Es lässt sich gut kombinieren mit Mintgrün (geistige Frische), Tomatenrot, Goldgelb.

Rot steht für Kreativität und Energie. Rot regt den Stoffwechsel an und steigert das Selbstwertgefühl. Gleichzeitig ist Rot eine Signalfarbe; es werden Aggressivität und Konfliktbereitschaft angesprochen. Bei Reizbarkeit und Wut sollte auf Rot verzichtet werden.

Orange ist die Farbe der sanften Energie. Orange strahlt Wärme aus, spendet Kraft und steht für Lebensbejahung und Geselligkeit. Sie fördert die Kreativität und die eigene Energie. Zuviel Orange kann aber auch aufdringlich erscheinen und die Unruhe steigern. Ratsam ist Orange als Zusatzfarbe, z. B. Dekorationsgegenstände, ein Vorhang oder ein Korb mit Orangen.

Gelb steht für die Sonne und hellt die Stimmung auf. Es fördert die Geselligkeit. Vorsicht bei gestörtem inneren

Gleichgewicht und angegriffenen Nerven. Positive Kombinationsfarben sind: dunkles Blau und Blattgrün. Beide Farben beruhigen und gleichen zu viel Anregung aus.

Grün ist die Farbe der Natur und sorgt für Balance und Selbsterkenntnis. Sie hilft auf dem Weg zu sich selbst. Grün vermittelt Harmonie und Hoffnung und bringt Regeneration. Ein Zuviel von dieser Farbe bremst Energie und Entwicklung. Gut zu kombinieren mit Rot und Orange, um Temperament in zu viel Beruhigung zu bringen.

Blau drückt Ruhe, Vollkommenheit und Sicherheit aus. Blau fördert Kommunikation und Harmonie. Diese Farbe gibt Ängstlichen Mut und Aufgeregten mehr Gelassenheit. Ein Zuviel kann bremsend wirken, den Blutdruck runter fahren und kalt wirken. Positive Kombinationsfarben sind: Hellgrün für geistige Frische, Gelb für mehr Energie und Orange.

Indigo verbessert die Denkfähigkeit und die Intuition; sorgt für mehr Ruhe. Hilft bei Nervosität und Erschöpfungszuständen. Gut mit Rosa zu kombinieren.

Violett fördert die Kreativität und Schaffenskraft. Blockaden können gelöst und die Hirnaktivität gesteigert werden. Violett regt die Phantasie an. Positive Kombinationsfarben sind: helles Grün für noch mehr Einsatzfreude. Sattes Grün zum Ausgleich, Rosa macht sympathisch und freundlich.

Fakt ist, wir können uns Farben und ihrer Wirkung nicht entziehen oder sie ignorieren. In Dänemark ist es in vielen Unternehmen üblich, dass ein neuer Mitarbeiter im Vorfeld gefragt wird, in welcher Farbe er seine Bürowände gestrichen haben möchte. Die Farbgebung ist nicht nur für die Raumgestaltung für Wandfarben, Bodenbeläge, Jalousien, Bilder etc. zu betrachten, auch für die Logo-Farben der Einrichtung sowie die Website spielt sie eine bedeutende Rolle.

Hyggelige Wohlfühlfarben sind vor allem Naturtöne: Blau in allen möglichen Schattierungen wie der Himmel und das Meer; Gelb in allen Nuancen wie die Sonne; Beige und Braun wie der Strand und das Holz der Bäume; Weiß wie die Wolken und der Schnee; Grün wie Pflanzen und Gräser.

Was die Materialauswahl im Krankenhaus oder einer Pflegeeinrichtung anbetrifft, so entsteht ein hyggeliges Raumgefühl sowie Tasterlebnis vor allem bei natürlichen Materialien wie Holz, Leder, Wolle o. ä. So gibt es in dänischen Einrichtungen neben kuscheligen Decken, Holzapplikationen und gemütlichen Kissen auch sogenannte Fühlbücher oder Handschmeichler speziell für demenziell erkrankte Menschen.

Praxistipp

Setzen Sie an Ihrem Arbeitsplatz bewusst Materialien und Farben ein, die Ihnen gut tun.

Geräusche und Akustik

Ein sehr großer Störfaktor und Verhinderer von Wohlfühl- und Heilungstendenzen ist im Gesundheitswesen Lärm und unkontrollierte Schallereignisse, sei es durch Mensch oder Maschine. Unbekannte Geräusche rauben den Schlaf und verhindern erholsame Ruhe. Alles was Stress verursacht behindert Heilung. So sind es piepsende Geräte die auch mit Vibrationsimpulsen oder optischen Signalen Alarm schlagen können, leise Betten- oder Rollstuhl-Rollen auf entsprechenden Bodenbelägen, Trittschalldämmung, Akustikdecken, Wandsorber und vieles mehr. Seit Mitte des 20. Jahrhunderts ist der Geräuschpegel in deutschen Krankenhäusern um etwa 20 dB gestiegen, was eine Vervierfachung der Lärmintensität bedeutet. Dies alles verringert das Wohlempfinden von Patient, Bewohner und Pflege-Mitarbeiter und kann zu erhöhten Fehlerquoten, Unkonzentration und Stress führen. Somit ist es wichtig im Sinne der Patienten und des Personals den gesamten Geräuschpegel zu reduzieren, was nachweislich zu folgenden positiven Auswirkungen führt:

- Senkung des Blutdrucks
- Verbesserung der Schlafqualität
- Verringerung der Schmerzmittelindikation
- Verbesserung der Verständigung
- Minimierung von Stress
- Steigerung von Wohlbefinden, Leistungsfähigkeit und Zufriedenheit der Mitarbeiter.

Praxistipp

Schaffen Sie sich ganz bewusste Ruheinseln und Ruhemomente während der Arbeitszeit.

Sinnvoll und in vielen dänischen Einrichtungen üblich sind Ruheräume, in denen beruhigende Meeres-, Klavier- oder Geigenmusik zu hören ist, ausgestattet mit kuscheligen gemütlichen Sitz-/Liegemöglichkeiten, einer entsprechenden Farb-, Beleuchtungs-, und Geruchs-Gestaltung um für alle Beteiligten kurze Zwischenentspannungen zu ermöglichen. Alles um im lauten Alltag eines Krankenhauses oder einer Pflegeeinrichtung mal für ein paar Minuten Hygge zu leben.

■ Gerüche und Aromen

Auch Gerüche wirken direkt auf unsere Gefühle; sie wirken direkt auf das limbische System, den Teil des Gehirns, der eine wichtige Rolle beim Entstehen von Gefühlen, Assoziationen und Erinnerungen spielen – negativ wie positiv. Der typische Desinfizier-Geruch beim Betreten vieler Krankenhäuser sowie Gesundheitseinrichtungen löst bei vielen Menschen negative Assoziationen aus. Natürlich sind die Desinfizier-Spender von lebensnotwendiger Bedeutung, doch gleichzeitig sind auch positive Gerüche und Aromen im Gesundheitswesen richtig und wichtig. An richtiger Stelle und in richtiger Dosierung eingesetzt, können bestimmte Aromen nachweisbar das Wohlbefinden steigern. Aromatherapie wird in Dänemark sowie in Deutschland vereinzelt schon für die Heilung, Aktivierung und Regeneration eingesetzt. Hier eine kurze Übersicht über 10 duftige Stimmungsmacher (Fischer 2019):

Praxistipp

Steigern Sie Ihr Wohlbefinden mit bewusst eingesetzten Düften und Aromen.

Anis - wirkt entspannend und erwärmend
Citronella - beflügelt den Geist und stärkt die Konzentration
Eukalyptus - stärkt das Durchatmen und reinigt die Umwelt
Honig - vermittelt ein Gefühl von Wärme und entspannt die Nerven
Lavendel - wirkt beruhigend
Minze - stimuliert das Nervensystem und sorgt für geistige Klarheit
Orange - hebt die Stimmung
Rosenholz - vermittelt Geborgenheit und hellt die Stimmung auf
Vanille - steigert die geistige Aktivität und macht gute Laune
Zimt - regt Aktion an und bekämpft emotionale Trägheit

Die individuellen Geruchs-Vorlieben sind sehr unterschiedlich. Das heißt mögliche Aromadüfte sollten mit den Kollegen bzw. Mitbewohnern oder Mitpatienten abgestimmt werden. Durch die Verwendung alternativer Materialien sowie Reinigungsmittel und regelmäßigem Lüften wird ebenfalls das Raumklima positiv beeinflusst.

4.2 Bedürfnisse und Ansprüche der Patienten/Bewohner

Bevor es um die konkrete Raum-Gestaltung geht, sollte zunächst ein Blick auf die Bedürfnislage der Menschen im Gesundheitswesen gelegt werden. Und zwar der Übersichtlichkeit halber anhand der Bedürfnispyramide des Psychologen Abraham Maslow. Diese 5 Bedürfnisstufen sind übrigens länder-, branchen- und altersübergreifend dieselben. Was jedoch verschieden ist, ist die Ausprägung der einzelnen Stufen, je nachdem wie alt, wer und wo man ist (◘ Abb. 4.1).

Nehmen wir ein Beispiel aus dem Krankenhaus: Bereits hier ist ein Patient – Herr Will –, der elektiv oder verunfallt in

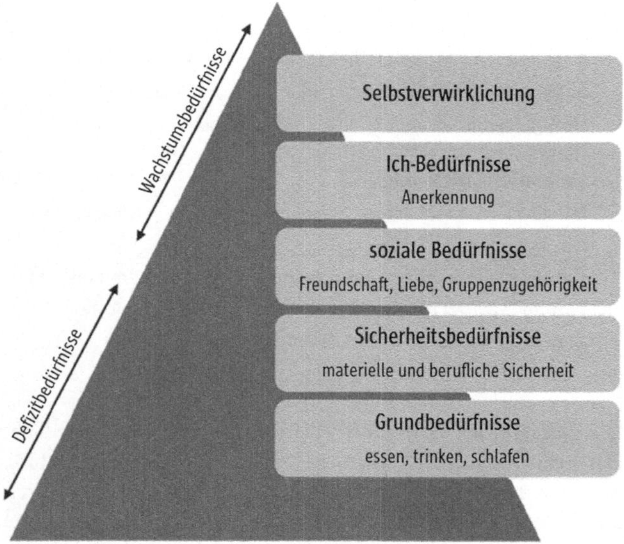

◘ **Abb. 4.1** Bedürfnispyramide nach Abraham Maslow

ein Krankenhaus kommt, einer 100 %-igen Verunsicherung ausgesetzt. Er weiß wie er weiter atmet (es sei denn er muss beatmet werden), aber er weiß weder wo er schläft, was er wann zu essen bekommt, ob mit weiteren Schmerzen zu rechnen ist etc. Allein die Themen Schlafen und Essen, was ja die **körperlichen Grundbedürfnisse** aller Menschen – auch außerhalb des Krankenhauses – sind, sind herausfordernd. Da sich der Patient im Krankenhaus oft nicht sein Zimmer bzw. wie im Hotel eine Zimmerkategorie aussuchen kann, wird er in ein Patientenzimmer „geschoben", wo meist schon mindestens eine weitere Person liegt. D. h. das sonst so private Schlafgemach wird zu einem öffentlichen Bereich, wo wildfremde Menschen liegen und weitere wildfremde Menschen (Klinikpersonal sowie Angehörige der Mitpatienten) ein- und ausgehen. Vielleicht schnarcht der Mitbewohner oder ist die ganze Nacht wach, hat Schmerzen o. ä. Vielleicht ist das Zimmer nicht so abgedunkelt wie zu Hause und ab 6:00 Uhr ist Herr Will wach, obwohl dann eigentlich noch seine wertvollste Tiefschlaf-Phase startet.

Mit dem Essen sieht es nicht anders aus. Es gibt das, was ihm vorgesetzt wird. Auch wenn immer zwischen 2–3 verschiedenen Gerichten (Vollkost, Schonkost, etc.) ausgewählt werden kann, so ist nicht klar, ob ihm das schmeckt geschweige denn gut bekommt; von den Uhrzeiten der Mahlzeiten-Darreichung mal ganz zu schweigen. Und wenn es nicht schmeckt, kann er es nicht, wie im Restaurant selbstverständlich, zurückgehen lassen. Gerade ältere Menschen sind so an ihre Essensrituale gewöhnt, dass sie bereits hier völlig verunsichert sind.

Die nächste Ebene ist die der **Sicherheitsbedürfnisse.** Wenn die körperlichen Bedürfnisse befriedigt sind, kümmert sich der Mensch um Sicherheit. Hier geht es sowohl um materielle Sicherheit als auch um Schutz vor Krankheiten etc. Herr Will muss wissen, wovon er seine Miete bezahlt, woher er sein Geld bezieht (ob Arbeitgeber oder Rente etc.), was er zum Leben hat und wie er sich in alle Richtungen absichern kann. Nicht umsonst schließen Menschen immer mehr Versicherungen ab für alles und jedes; im festen Gefühl, dann könne einem nichts mehr passieren. Ein Trugschluss: denn eine Versicherung gegen Erkrankungen, Keime und Tod gibt es nicht. Verunsicherung, Angst die trägt fast jeder Mensch in seinem Gepäck mit.

Soziale Bedürfnisse Sind die körperlichen und die Sicherheitsbedürfnisse erfüllt, entsteht der Wunsch, Liebe und Zuneigung zu geben und zu erhalten, damit sich Herr Will nicht einsam fühlt. Menschen, die keine sozialen Kontakte haben, gehen förmlich ein. Der Mensch ist ein soziales Wesen und hat soziale Bedürfnisse; damit wären wir bei der dritten Stufe der Bedürfnispyramide. Zuhause ist Herr Will umgeben von seinen üblichen sozialen Kontaktpersonen: Partner, Familie, Nachbarn, Freunde, Bekannte, etc. Er gehört verschiedenen Gruppen an: der Gruppe der Kindergartenväter, der Gruppe der Tennismannschaft, dem Stammtisch o. ä. Diese Zugehörigkeiten sind wichtig für ihn und machen einen Teil seiner Identität aus.

Diese drei unteren Ebenen (Grundbedürfnisse, Sicherheitsbedürfnisse und soziale Bedürfnisse) sind sogenannte Defizitbedürfnisse. Das bedeutet, dass sobald hier ein Bedürfnis nicht erfüllt ist bzw. eine Verunsicherung besteht, der Mensch ein subjektives Defizit verspürt und mit Angst reagiert. Das ist gar nicht von ihm beabsichtigt, sondern ein psychologischer Vorgang, der so bewusst nicht zu steuern ist.

Vor diesem Hintergrund wird vielleicht auch klarer, warum gerade sehr privilegierte Menschen (promovierte Akademiker, Prominente, Reiche etc.) oft besonders „schwierige Patienten" sind. Denn diese Menschen machen sich in ihrem normalen Leben überhaupt keine Gedanken über diese drei unteren Bedürfnis-Stufen, da diese wie ein selbstverständliches Fundament vorhanden sind. Diese Menschen haben ihr Bewusstsein auf den beiden oberen Stufen, den sogenannten Wachstumsbedürfnissen.

Die Wachstumsbedürfnisse bestehen zum einen aus den **ICH-Bedürfnissen** sowie **Bedürfnissen für die Selbstverwirklichung.** Die Individualbedürfnisse umfassen das Streben nach Wertschätzung, Anerkennung und Respekt von anderen, aber auch durch sich selbst. Mit ihrer Erfüllung steigen Selbstbewusstsein und Selbstwertgefühl. Als oberstes in der Pyramide steht die Selbstverwirklichung. Erst wenn die Bedürfnisse auf allen anderen Ebenen dieser Pyramide zumindest grundlegend abgedeckt sind, entsteht im Menschen der Wunsch danach, sein authentisches Selbst auszuleben, der ganzen Welt sein Talent zu beweisen und seine Persönlichkeit möglichst weitgehend zu entfalten.

Wenn diese Bedürfnisse mal pausieren müssen, ist das nicht so bedrohlich wie die Defizitbedürfnisse. Und trotzdem ist es für diese Menschen mehr als schwierig

- keinen selbstbestimmten Tagesablauf zu haben, sondern warten zu müssen, bis sie dran sind,
- mit den Menschen, die halt gerade Dienst haben, zurechtkommen zu müssen,
- in der Rolle des ausgelieferten Patienten zu sein, der die komplexen Vorgänge und Prozesse nicht zu 100 % versteht,
- das und dann zu essen, was serviert wird und
- auch mit Geld nur bedingt etwas im Krankenhaus-Kontext bewirken zu können etc.

Wenn man sich nun diese komplette Bedürfnislage der Patienten und Bewohner bewusst macht, wird verständlich, warum diese (und für die mitleidenden Angehörigen gilt dasselbe) erwarten, dass das medizinische und pflegerische Personal freundlich, verbindlich, auf Augenhöhe und verständlich kommuniziert. Gleichzeitig verstehen Sie aber auch, dass die Kommunikations- und Verhaltensfähigkeiten der Patienten bzw. Bewohner stark eingeschränkt sind, da sie sich in einer andauernden angstbesetzten Defizitbedürfnislage befinden.

Doch was hat das alles mit Hygge zu tun bzw. wie lässt sich das damit verbinden? Hygge ist universell und setzt an allen der genannten Ebenen der Pyramide an.

Auf der Ebene der Grundbedürfnisse beschäftigt sich Hygge damit, was esse ich, wie wohne ich, wie lebe ich? Hygge fokussiert das Thema Sicherheit und zwar auch unabhängig von der finanziellen Sicherheit schafft Hygge ein Gefühl von Sicherung und Geborgenheit. Natürlich ist Gemeinschaft ein ganz wichtiger Faktor von Hygge, und wenn die Grundbedürfnisse erfüllt sind, kann man sich auf die sozialen, kreativen und persönlichen Hygge-Aspekte viel leichter konzentrieren.

Praxistipp

Schaffen Sie auf möglichst allen Bedürfnisebenen Zufriedenheit bei sich selber und Ihren Mitmenschen.

Nun gilt es also auf zwischenmenschlicher Ebene (siehe auch ► Kap. 5 und 6) also auch bezogen auf die Raumgestaltung alles zu tun, damit sich Herr Will, der über alle Stufen hinweg verunsichert ist, maximal wohl fühlt. Er braucht eine Umgebung die ihm etwas von der emotionalen Sicherheit und Geborgenheit wieder gibt.

Wenn wir an den Neubau oder die Renovierung im Gesundheitswesen denken, ist deutlich zwischen Krankenhaus- und Pflegezimmer zu unterscheiden, da jeweils ganz andere Rahmenbedingungen und Bedürfnisse herrschen.

Das **heutige Krankenzimmer** wird mehr und mehr zum Hotelzimmer, sowohl was die technische Ausstattung anbetrifft als auch die Möbel-, Farb- und Designwahl anbetrifft. Wohlfühlen steht hier bei der Prioritätenliste ganz oben. Ein Kühlschrank im Nachttisch oder Kleiderschrank wird, analog zur Minibar im Hotelzimmer, immer häufiger zur Standardausstattung eines Krankenzimmers. Und auch bei den Badeinrichtungen wird auf den neuesten Stand geachtet; zum Beispiel gehören Duschwannen immer mehr der Vergangenheit an und werden durch ebenerdige Lösungen ersetzt. Dies hat nur Vorteile: für die Patienten sowie die Mitarbeiter.

Auch die Flure und Gemeinschafts-/Essens-Räume werden immer mehr mit einbezogen, wenn es um den hyggeligen Wohlfühlfaktor geht: gezielte Farbgestaltung, ansprechende Bilder, gemütliche Sitzecken etc.

Bei **Bewohnerzimmern in Pflegeheimen** ist meist der individuelle Geschmack des Kunden entscheidend. Auch hier hat neben dem funktionalen Anspruch wie Sturzprävention, Mobilisierung und Pflegeerleichterung, die Wohnlichkeit die oberste Priorität. Beim Bewohner sollte das Zimmer ausreichend Möglichkeit bieten, private Sachen unterzubringen. Sei es der Lieblingssessel, vertraute Bilder an den Wänden, die bekannte Stehlampe oder auch die Vorhänge aus dem heimischen Schlafzimmer. Die Gestaltung des Raums muss zum Wohlfühlen beitragen, um sich wohl und hyggelig zu fühlen. Grundsätzlich ist es sehr hilfreich, wenn die Bewohner sowie die Mitarbeiter mehr zu Wort kämen, damit auf ihre Wünsche und Bedürfnisse eingegangen werden kann. In Dänemark können sich die Bewohner sogar die Wandfarbe bzw. Tapete selber aussuchen.

Bei demenziellen Patienten können zudem Accessoires zur sensorischen Stimulation eingesetzt werden wie zum Beispiel Erlebnispaneele, Kramkästen oder Knibbelflächen, um so die basalen Fähigkeiten der Bewohner zu beleben.

Für Krankenhäuser und Pflegeeinrichtungen gilt: bei bestimmten Farben wird die Wartezeit über- oder unterschätzt. In einer grünen Umgebung ist unser Zeitgefühl anders als in einer roten Umgebung; bei grünem Licht scheint die Zeit schneller zu vergehen. Die Intensität der Farben ist zu sehen im Zusammenhang mit der Verweildauer in den einzelnen Nutzungsbereichen. Das heißt konkret, dass in Wartebereichen, in denen der Patient nur wenige Stunden sitzt, die Farben gerne kräftiger mit einer höheren Intensität sein können als in den Wohn- bzw. Schlafbereichen.

Es wird auch im deutschen Gesundheitswesen der Einsatz von speziellen Displays getestet, bei dem sich jeder Patient oder der Pfleger Licht, Farbe, Akustik, Temperatur und weiteres auswählen kann. Damit lässt sich individuell entscheiden, welche Atmosphäre an welchem Tag für welche Situation im

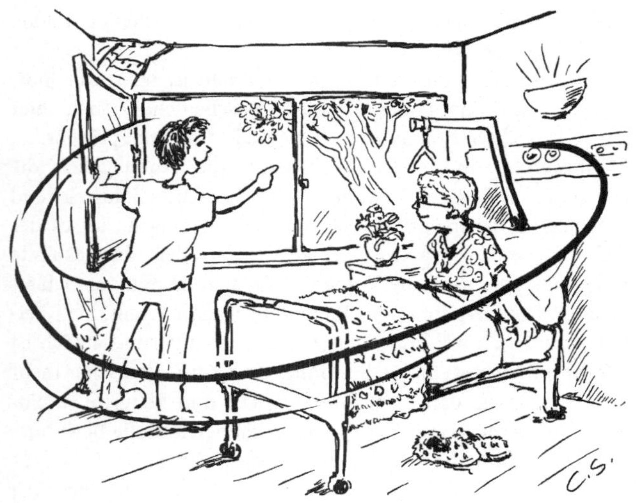

Abb. 4.2 Der umgebende Raum ist sozusagen eine medizinisch wirksame dritte Haut

Raum herrschen soll. Jeder Mensch wird damit zum Regisseur der räumlichen Wirkung und des eigenen Wohlfühlens. „*Der umgebende Raum ist sozusagen eine medizinisch wirksame dritte Haut*" (Baumann 2017) (Abb. 4.2).

4.3 Das Stationszimmer

Auch wenn ein Großteil der Arbeitszeit von dem Pflegepersonal in den Patienten-/Bewohnerräumlichkeiten sowie den Behandlungszimmern, Fluren etc. stattfindet, so gibt und braucht es doch überall ein Stationszimmer, in das sich der Mitarbeiter nicht nur für Besprechungen zurückziehen kann. Um sich auf der

Arbeit wohl zu fühlen, ist es wichtig auch hier gut für sich zu sorgen. Doch wie kann das für das Pflegepersonal aussehen?

Nicht nur für die Patienten und Bewohner ist es wichtig, dass sie sich wohl fühlen und alles daran setzen, mit einer möglichst guten Stimmung und Verfassung durch den Tag und die Nacht zu kommen. Deshalb ist es das wichtigste für jede Pflegekraft, dass sie sich ernst nimmt und genau hinschaut, was sie braucht um sich im Dienst wohlzufühlen. Womit schafft man sich genau die Glücksinseln und guten Momente die es auch auf der Arbeit tagtäglich geben sollte.

Beispiele können hier sein:

- Klären Sie mit Ihren Kollegen, ob und welche Möglichkeiten der farbigen Wandgestaltung es gibt. Es braucht nicht immer das Streichen der kompletten Wände zu sein. Manchmal reicht auch eine Tapeten-Bordüre oder ein Wand-Tattoo mit einem schönen Schriftzug.
- Hängen Sie sich ein großes Brown-Paper (gibt es in jedem Bürobedarfsgeschäft) an die Wand und hängen oder kleben dort schöne Postkarten, Ihre Lieblingsfotos, Gemälde Ihrer Kinder, Bilder von dem letzten Teamtreffen o. ä hin; alles was Sie mit positiven Gefühlen und Gedanken verbinden.
- Auch ein kleines Regal mit dekorativen Hinguckern, wie ein Pokal vom letzten Tennisturnier, ein Mitbringsel aus dem letzten Urlaub versetzt Sie in gute Stimmung.
- Umgeben Sie sich – nicht erst nach Dienstschluss – mit so viel Positivem wie möglich; auch ein kurzes persönliches Gespräch mit einer lieben Kollegin tut gut.
- Verpflegen Sie sich auf der Arbeit gut. Ob es die Salat-Bowl vom Bäcker an der Ecke ist oder die Tupperdose mit frischem Gemüse, das Sie in Ihrer Pause mit in den Park nehmen. „Du bist was du isst“, heißt es im Chinesischen und da ist was dran.
- Legen Sie eine schöne Tischdecke oder zur Jahreszeit passende Servietten auf den Tisch im Stationszimmer und bringen ein paar Blumen mit – egal ob gekauft oder vom Wegesrand.

- Bringen Sie sich und Ihrem Team als Überraschung was Leckeres mit; vielleicht selbstgebackene Zimtschnecken oder Kekse?
- Machen Sie Pausen! Und nutzen Sie diese Pausen für sich: für frische Luft, einen kurzen Spaziergang im Grünen, zum Atmen, zum privaten Austausch mit den Kollegen etc. (siehe auch ▶ Kap. 7)
- Entspannen Sie sich zwischendurch: es gibt dank der medialen Kanäle und Apps einen Dauer-Zugriff auf 5-min-Meditationen, kurze Yoga-Sequenzen, Autogenes Training oder Ihre Lieblingsmusik.

Praxistipp

Gestalten Sie Ihren „Arbeitsplatz" so gemütlich und hyggelig wie es geht.

Vielleicht haben Sie auch einen Sessel, der Zuhause im Wege steht und ins Stationszimmer hervorragend reinpasst oder eine kleine Farblampe, um sich je nach Bedarf von Ihnen oder den Kollegen farbiges Licht zu gönnen.

Es ist gerade bei einem so anspruchsvollen stressigen Alltag wie in der Pflege wichtig, gut für sich zu sorgen. In Dänemark gibt es in vielen Krankenhäusern und Pflegeeinrichtungen Aufenthaltsräume für Mitarbeiter, in denen sie kurz auftanken können; sei es die Dartscheibe, die Tischtennisplatte, der Kicker oder ein paar kurzweilige Spiele, die Sie in Freude und auf andere Gedanken bringen.

Auch wenn dies erstmal Zeit kostet, so sind Sie anschließend ungleich effektiver und freudvoller bei allem was Sie tun. Entspannung schafft Kreativität. Die besten Gedanken und effektivsten Arbeitsstunden haben Mitarbeiter, wenn Sie nicht unter Druck stehen.

Über diese gestalterischen Elemente hinaus, ist laut Hygge-Philosophie der Umgang untereinander im Team und mit Kollegen ganz entscheidend für den eigenen Wohlfühlfaktor (siehe hierzu ► Kap. 6).

Fazit

Der Raumgestaltung im Gesundheitswesen kommt eine hohe Bedeutung zu. Bei der Zimmergestaltung und -Ausstattung sollte auf eine gute Atmosphäre mit Farbe, Licht, Materialien, Geräuschen, Gerüchen etc. geachtet werden. Es muss nicht alles rein weiß sein. Es darf Farbe rein, damit sich Mitarbeiter und Patienten/Bewohner wohl fühlen. Auch die scheinbare Kluft zwischen höherwertiger Raumgestaltung und steigendem Hygieneanspruch ist in vielen Beispielen bereits erfolgreich überwunden und langfristig wünschenswert.

Literatur

Baumann R (2017). Die räumliche Umgebung wirkt wie ein Medikament. Artikel aus rhw praxis 4/2017 Krankenhaus und Reha. Neuer Merkur, Planegg

Elliot AJ, Maier MA (2007). Color and psychological functioning. ► https://www.psych.rochester.edu/research/apav/publications/documents/2007_ElliotMaier_ColorandPsyFunct.pdf

Fischer A (2019) Glücklich im Job mit Hygge – die dänische Glücksphilosophie im Beruf. Springer, Heidelberg

Umweltbundesamt (2014) krank in einem krankmachenden Gebäude – das Sick-Building-Syndrom. ► http://www.umweltbundesamt.de/themen/gesundheit/belastung-des-menschen-ermitteln/umweltmedizin/sick-building-syndrom

Umgang mit Patienten und Bewohnern

A. Fischer, *Hygge in der Pflege*, Top im Gesundheitsjob,
https://doi.org/10.1007/978-3-662-59050-8_5

Ob in einem Krankenhaus oder einer Pflegeeinrichtung: Ein Patient oder Bewohner ist oftmals in einer schwachen abhängigen Position. Er kann sich nur bedingt für die Befriedigung seiner Bedürfnisse selber einsetzen. Er ist auf andere angewiesen. Vor allem auf die Berufsgruppe der Pflege. Ein schwerer, anspruchsvoller, mühsamer und kräftezehrender Job. Könnte man denken. Man könnte aber auch anders denken und zwar so wie es zahlreiche Studien und Erfahrungen stützen: Der Pflegeberuf macht vom Grundsatz her glücklich und zufrieden. Forscher sind sich mittlerweile einig: Wer in seinem Beruf oder auch in seiner Freizeit anderen hilft, empfindet mehr Glücksgefühle. „Helper's High" nennen Soziologen dieses Gefühl, das sich einstellt, wenn man anderen Menschen hilft und sie darin unterstützt eine positive Erfahrung, eine erfolgreiche Veränderung oder ein schönes Erlebnis zu erzielen. Oftmals geht es hier um ganz kleine scheinbar tägliche Dinge: ein ernstgemeintes Lächeln, ein freundlicher Blickkontakt, eine interessierte Nachfrage, oder ein nettes Gespräch. Wie genau der Alltag in der Pflege und der tagtägliche Umgang mit vielen pflegebedürftigen Menschen wahrgenommen, gestaltet und verwertet wird, entscheidet jeder selber. Hier sind Themen wie Gedanken Konstrukte, Selbstwertgefühle, Resonanz und Kommunikation von entscheidender Bedeutung, wenn es um den Umgang mit Patienten und Bewohnern geht.

5.1 Der Wert des Selbst und des Anderen

Gerade im Pflege-Beruf herrschen nicht durchgängig ein hoher Selbstwert und ein hohes Selbstbewusstsein. Umso wichtiger ist es hier, dass jeder Pflegende sich seines Wertes bewusst ist, als Mensch und als Pflegender; also sowohl in seinem Sein als auch in seinem Tun.

Doch wie kann das gehen?

Unser Gehirn denkt pro Tag im Schnitt 50.000 Gedanken. Wie man auch immer das messen mag, es ist Fakt, dass unser Kopf ununterbrochen denkt und damit unsere Stimmung und unser Verhalten beeinflusst. Vermutlich kennen Sie die „Geschichte mit dem Hammer" aus dem Buch „Anleitung zum Unglücklichsein" von Paul Watzlawick, in der ein Mann in seiner Wohnung einen Hammer benötigt, um ein Bild aufzuhängen und eigentlich vorhat, sich diesen bei seinem Nachbarn auszuleihen, doch sich so lange Gedanken darüber macht, was alles negativ ist und sein könnte, dass er letztendlich zwar bei seinem Nachbarn klingelt, ihm aber böse den Satz „Sie können Ihren Hammer behalten" an den Kopf wirft (Watzlawick 2007). Genau wie in diesem Beispiel ist es oftmals nicht die Realität, die positiv oder negativ ist, sondern die Sicht auf die Dinge und die Interpretation dessen was passiert und was man daraus macht.

Du bist was du denkst!

Es ist sehr schwierig selber zu steuern und zu kontrollieren was man denkt. Und gleichzeitig kann der Mensch entscheiden, welchen Gedanken er Glauben schenkt und welche er für sein Verhalten als Basis zugrunde legt.

Praxistipp

Wir sollten nicht alles glauben was wir denken.

Laut der amerikanischen Begründerin der „the work"-Methode, Byron Katie, ist es wichtig die eigenen Gedanken zu identifizieren und gegebenenfalls zu hinterfragen. The Work ist ein einfacher, kraftvoller Prozess der Überprüfung. Er lehrt uns Gedanken zu identifizieren und zu hinterfragen. Es ist ein Weg zu verstehen, welche Gedanken uns das Leben schwer machen und unsere Probleme mit Klarheit umzuwandeln. Im Grunde besteht The Work aus vier einfachen Fragen und deren Umkehrung. Nehmen wir den Beispielsatz: „Er behandelt mich nicht wertschätzend". Nun werden folgende vier Fragen gestellt:

1. Ist das wahr?
2. Kannst du mit absoluter Sicherheit wissen, dass das wahr ist?
3. Wie reagierst du, was passiert, wenn du diesen Gedanken glaubst?
4. Wer wärst du ohne den Gedanken?

(vgl. Byron 2009).

Nachdem man den oben genannten Satz mit den vier Fragen durchgegangen ist, kommt nun die entscheidende Umkehrung. Jede Umkehrung ist eine Gelegenheit, das Gegenteil der ursprünglichen Beurteilung zu erfahren und die Gemeinsamkeiten zu erkennen, die man mit der verurteilten Person hat. Die Umkehrung kann auf einen selber oder die andere Person getroffen werden; am besten mindestens drei Gegenteile. Zum Beispiel:

- „Er wertschätzt mich".
- „Ich wertschätze ihn".

- „Ich wertschätze ihn nicht."
- „Ich wertschätze mich selbst (nicht)."

Laut Byron Katie führt das Fühlen dieser Umkehrungen dazu, zu erkennen, dass wir all das sind, was wir anderen zuschreiben. Andere, die uns aufregen oder verletzen, sind fast immer unsere Projektion. Wir erkennen, dass wir selber genauso sind, wie wir es an anderen verurteilen. Bei dem oben genannten Beispiel hieße das, dass wir uns vermutlich selber nicht ausreichend wertschätzen und auch unser Gegenüber nicht, wenn wir vordergründig von dem Gegenüber erwarten, dass er uns wertschätzt. Anstatt zu versuchen, die Umgebung und andere Menschen zu verändern und dafür verantwortlich zu machen, wie es einem geht, sollten wir anfangen uns selber wieder den Wert zu geben, dass wir selber die Verantwortung und die Kompetenzen haben, es uns gut gehen zu lassen.

Diese Umkehrungen sind das Rezept zum Glück. Menschen, die diese positive Methode dauerhaft anwenden, berichten von großen Veränderungen in ihrem Fühlen von sich selbst und anderen: die Beziehungen zu Mitmenschen verbessern sich, der Stress und der Ärger verringern sich, die Klarheit und der innere Frieden wächst und es führt zu mehr eigenem Wohlbefinden, eine erfolgreiche Methode für mehr Hygge also.

Wenn also die Pflegemitarbeiter ihren eigenen Selbst-Wert in dem was sie sind und was sie tun, anerkennen und klar haben, dass das was sie tagtäglich den Pflegebedürftigen geben, einen großen Wert hat, dann können sie im Umgang mit Patienten und Bewohnern zu viel Erfüllung und Zufriedenheit finden.

Der Gedanke, dass Geben zu einem sinnvollen Leben führt, besteht schon seit Tausenden von Jahren. Schon Aristoteles schrieb, dass man Glück und Erfüllung eher darin findet, Liebe zu geben – weniger darin, Liebe zu empfangen. Wer hilfsbereit ist, handelt also nicht ganz uneigennützig. Genau genommen tut man sich beim Helfen anderer also auch selber etwas Gutes.

Es tut gut, Gutes zu tun!

Helfen und für andere da zu sein, steigert das Selbstwertgefühl. Einer kranken, physisch oder psychisch angeschlagenen Person beim Bewältigen des Alltags zu helfen und dabei erfolgreich zu sein, kann einen mit Stolz und Freude erfüllen. Wichtig ist, bei aller Hilfsbereitschaft immer sein eigenes gutes Gefühl im Blick zu haben; ansonsten fühlt man sich schnell ausgenutzt und fremdbestimmt, dabei haben wir fast immer die Freiheit selber zu entscheiden, was wir sehen, hören und fühlen, wie auch die „fünf Freiheiten" der Psychotherapeutin Virginia Satir es formuliert: (Satir 2013).

1. Die Freiheit zu sehen und zu hören, was im Moment wirklich da ist, statt das was sein sollte gewesen ist oder einmal sein wird.
2. Die Freiheit das auszusprechen was ich wirklich fühle und denke – und nicht das, was von mir erwartet wird.
3. Die Freiheit zu meinen Gefühlen zu stehen, und nicht etwas anderes vorzutäuschen.
4. Die Freiheit um das zu bitten was ich brauche statt immer auf die Erlaubnis dazu zu warten.
5. Die Freiheit, um der eigenen Interessen willen Risiken einzugehen statt auf Nummer Sicher zu gehen und nichts Neues zu wagen.

Bei diesen fünf Punkten geht es darum authentisch zu sein und in der Gegenwart zu leben. Es liegt an jedem selber, in welche Richtung wir schauen und welchen Weg wir einschlagen.

Praxistipp

Der Mut sich zu zeigen, mit allem was ist, entscheidet über das eigene Wohlfühlen im Privaten wie am Arbeitsplatz.

Wer sich nicht mit seinen wahren Gefühlen und Überzeugungen zeigt, versteckt und schadet nur sich selber. Es ist in der Pflege erlaubt und gewünscht sich auch mal helfen zu lassen; und wenn es die Bitte ist, sich zeigen zu dürfen wie es einem gerade geht. Wer wachsen und vorankommen will, sollte die eigene Komfortzone verlassen und die Verantwortung für das eigene Denken, Handeln und Leben übernehmen.

Auch wenn viele Pflegende sich darüber bewusst sind, dass sie in der Gesellschaft anerkannt werden, so gelangt diese Anerkennung und Wertschätzung oftmals nicht zu dem Einzelnen vor. Fehlende Wert-Schätzung von anderen kann zu Frust führen. Uns selber Priorität zu geben ist unerlässlich, wenn wir sowohl emotionales als auch soziales Wohlbefinden erreichen wollen. Nur wenn wir respektvoll und würdevoll mit uns selber umgehen, können wir das auch mit anderen. Umso wichtiger sich gegenseitig mit den Menschen, mit denen man jeden Tag verbringt, positives Feedback und Anerkennung zu geben. Wir brauchen es alle, erwarten es aber oftmals von anderen.

Je mehr Anerkennung und Wertschätzung wir anderen geben, umso mehr erkennen und wertschätzen wir auch uns selber.

5.2 Resonanz und Kommunikation

Auch wenn es für manche Mitarbeiter in der Pflege nicht passt, so wird pflegerische Arbeit zunehmend als Dienstleistung wahrgenommen. War Pflege in früheren Jahren eher fachliche Krankensorge plus christliche Nächstenliebe, so ist sie heute eine Arbeit mit einem klaren ökonomischen Aspekt. Damit wird sie vergleichbar mit vielen anderen Dienstleistungsberufen. Unterscheiden mag sich das Gesundheitswesen von anderen Dienstleistungssektoren zum einen, dass die „Kunden“ nicht freiwillig und begeistert wieder kommen, wenn es ihnen gut gefallen hat; zum anderen äußern erfolgreich gepflegte und behandelte Patienten nicht oft Lob und Anerkennung den Angestellten gegenüber.

Was entscheidend ist – ob Dienstleistung oder nicht – ist die Tatsache, dass die Menschen von den Pflegemitarbeitern in einer gewissen Weise abhängig sind; und zwar sowohl von deren pflegerischen als auch zwischenmenschlichem Umgang. Vom Wortstamm her ist der Patient (von lateinisch patentir = erdulden, erleiden) der Erduldende, was kein wirklich positives Gefühl mit sich bringt. Der Mensch, der krank und/oder alt in ein Krankenhaus oder eine Pflegeeinrichtung kommt, braucht Hilfe; meist medizinischer, pflegerischer oder psychischer Art. Und gleichzeitig hat dieser Mensch nach wie vor seinen Wert und auch Wert-schätzung verdient, wie alle anderen Menschen auch. Er ist schon reichlich arm dran und deshalb sollte er erst recht die Möglichkeit haben, gut für sich zu sorgen. Und damit wird der Gesundheits- und Pflegeberuf zu einem – neben aller Fachlichkeit – zu einem Bereich, in dem es darum geht, Kommunikation und ein Miteinander zu schaffen, damit es den Menschen darin gut geht (◘ Abb 5.1).

■ Pflege ist Kommunikation

Ganz einfach: Wer spricht, pflegt bereits. Pflegen ohne sprechen ist kaum möglich. Reden ist also bereits pflegen und Sprache kann wie Medizin wirken. Der hilfebedürftige, kranke oder gar sterbende Mensch steht im Mittelpunkt allen Geschehens und ist auf Worte, Aussagen und Ansprechpartner in der Klinik oder im Pflegeheim angewiesen.

Praxistipp

Jedes Wort des Pflegenden wirkt. Einmal ausgesprochen holt er es nie wieder zurück.

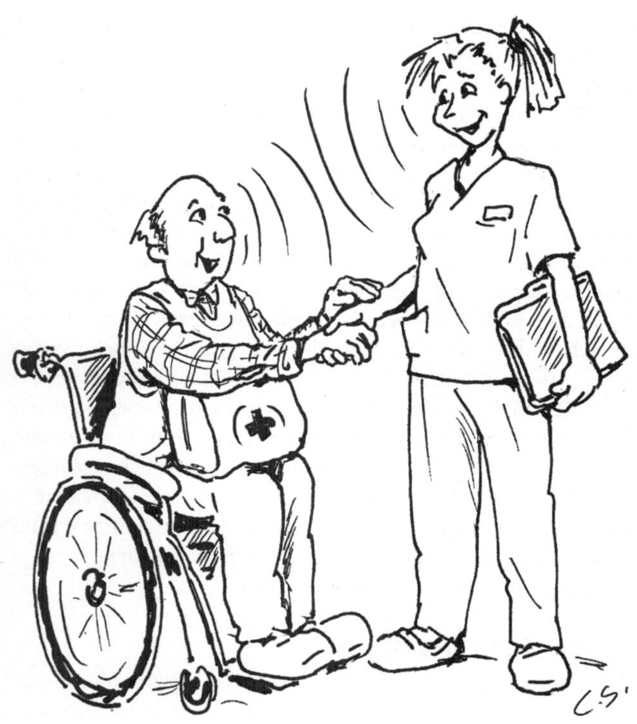

Abb. 5.1 Kommunikation und Miteinander

Mit Worten und Gesten kann er in nur einer Sekunde einen anderen Menschen trösten, aufrichten, ermutigen oder zum Lachen bringen. In genau derselben Sekunde ist es möglich einen anderen Menschen zu kränken, zu ängstigen, zu beleidigen oder etwas in ihm zum Sterben zu bringen. Die menschliche Fähigkeit verbal und nonverbal zu kommunizieren ist unglaublich mächtig und birgt eine hohe Verantwortung für medizinisches und pflegendes Personal. Sicher liegt eine

Herausforderung im Faktor Zeit. Die Anforderungen an Pflegepersonal ist enorm hoch, die Zeit für Gespräche sehr begrenzt. Hier ist jedoch anzuführen, dass nicht die Quantität zählt, sondern die Qualität eines Gespräches.

Die Kommunikation zwischen Patienten bzw. Bewohnern und Pflegefachpersonal ist allgegenwärtig und hat zahlreiche Funktionen. Sie findet täglich und überall in den Institutionen des Gesundheitswesens statt: auf einer Station oder in den Funktionsbereichen in einem Krankenhaus, in der ambulanten Pflege, auf Wohnbereichen und in Hospizen. Dabei ist zu beachten, dass die Sprache der Pflege eine große Bedeutung für die Beziehung zum Klienten hat. Im Alltag sind dies häufig Gespräche zwischendurch oder Gespräche, die sich im Rahmen der Durchführung einer Behandlung ergeben.

Insbesondere der Aufenthalt in einer Institution des Gesundheitswesens ist geprägt von vielen unterschiedlichen kommunikativen Sequenzen. Dies gilt natürlich besonders für den Bereich der Altenhilfe. Die enge Beziehung zwischen Bewohner und Pflegefachperson ist die Grundlage für einen intensiven Gesprächskontakt. Diese Gespräche haben eine hohe Bedeutung und sollten vom Pflegefachpersonal sehr ernst genommen werden. Alle Klienten in Einrichtungen des Gesundheitswesens sollten mit Feingefühl betreut und begleitet werden.

Leider wird der Tätigkeitsbereich „Gespräch“ von vielen Pflegefachpersonen häufig noch als „Quatschen“ abgestempelt. Der Stellenwert der Kommunikation ist hierbei sehr gering. Knappe Zeitressourcen des Personals führen regelmäßig zu kurzen, hektischen und ungeplanten Gesprächen zwischen Tür und Angel. Dabei ist die Kommunikation mit dem Klienten eine pflegerische Kernaufgabe. Tatsache ist zudem, dass Kommunikation mit dem Klienten die häufigste pflegerische Handlung ist. Oft werden Gespräche nicht intensiv geführt oder sogar frühzeitig abgebrochen, da andere Tätigkeiten eine höhere Priorität zu haben scheinen.

Mittlerweile wird bereits in der Ausbildung großen Wert auf eine professionelle Qualifizierung im Bereich der Kommunikation gelegt. Die Anzahl der Theoriestunden ist deutlich gestiegen. Dies ist gut begründet, denn die täglichen Gesprächssituationen zwischen Pflegefachperson und Klienten gehen weit über ein umgangssprachlich formuliertes „Gequatsche" hinaus. Um seitens der Pflegefachperson einen professionellen Umgang im Bereich der Kommunikation zu erzielen, müssen verschiedene Kompetenzen jedoch weiter gefördert werden.

■ Resonanz und die Sache mit dem Wald

Beim Thema Resonanz geht es sowohl um die Bedeutung von Mitschwingen zweier Menschen als auch der Reaktion, dem Zuspruch von anderen. Dieses Thema ist Richtung Patient und Bewohner genauso wichtig, wie für den Pflegemitarbeiter. Wie es in den Wald hineinruft so schallt es heraus. Und dies gilt auch für die Zimmer von Patienten und Bewohnern. Wobei der Mensch oft deutlicher das Feedback also die Rückkopplung anderer auf sich selber wahrnimmt, als sich als Schöpfer und Mitgestalter der Stimmung zu sehen – positiv wie negativ. Doch diese Resonanz kann positiv gesendet und empfangen zum eigenen Motor für das tägliche Handeln werden. Jeder Mitarbeiter kann hier viel für die eigene Zufriedenheit tun, die im Fluss der positiven Energien im Miteinander liegen. Ein Lächeln, eine herzliche Begrüßung, ein aufmerksamer Blick, die Frage nach dem Wohlbefinden- dies nur ein paar kleine Beispiele, die für alle Beteiligte eine hyggelige Wohlfühlatmosphäre schaffen.

Folgende Aspekte für eine gute Resonanz und gelungene Kommunikation, die zu einem hyggeligen Gefühl aller Beteiligten beitragen, sind besonders wichtig.

Praxistipp

Erfragen Sie die Wünsche und Bedarfe Ihrer „Kunden"!

Heute und noch wesentlicher in der Zukunft wird sich Folgendes entwickeln: Der Klient ist ein Kunde und die Tätigkeiten einer Pflegefachperson sind Dienstleistungen. In der Fach-Literatur geht man sogar so weit zu sagen: der Patient ist der Arbeitgeber. Bleiben die Patienten oder Bewohner, also die Kunden, aus, kann der Laden dicht machen. Wenn die Kunden erstmal im Haus sind, ist es wichtig wertschätzend und verbindlich mit ihnen umzugehen und Ihnen auch Angebote zu machen.

Dabei ist es entscheidend, den Patienten oder Bewohner nicht mit Angeboten zu überrollen, sondern ihn nach seinen Bedürfnissen und Präferenzen zu fragen. Anstatt den kompletten Angebotskatalog an Produkten und Dienstleistungen darzubieten, vom Vorleseservice über mobile Maniküre bis hin zum kulturellen Nachmittag, geht es hier darum, sich auf den einzelnen Menschen einzustellen.

Fragen Sie also Ihren Kunden nach seinen Wünschen! (Fischer 2011).

Praxistipp

Stellen Sie so oft es geht offene Fragen.

Fragen zielen darauf ab, von dem Gegenüber Informationen zu bekommen, zu seinem Gesundheitszustand, seinen Bedarfen, seinen Anliegen etc. Das Fatale daran ist, dass wir oft die „falschen“ Fragen stellen; meist geschlossene. Geschlossene Fragen zielen auf eine bestimmte Antwort ab, die durch die Frage vorgegeben ist. Meist ein Ja oder Nein: „Geht es Ihnen heute gut?“ – Antwortmöglichkeit: Ja oder Nein. Geschlossene Fragen regen den Patienten oder Bewohner nicht zum Sprechen an. Oft wundern Sie sich vielleicht selber über die kurze Antwort. Dabei war es genau das, was Sie gefragt haben.

Wenn Sie jedoch wirklich daran interessiert sind, wie es Ihrem Patienten geht, sollten Sie offene Fragen stellen: „Wie geht es Ihnen heute“? „Wie fühlen Sie sich heute“? „Was kann ich für Sie tun, damit es Ihnen besser geht“? Etc. Offene Fragen fördern das wechselnde Gespräch. Will ich mich auf ein Gespräch einlassen und Informationen erhalten, so vermeide ich geschlossene Fragen und formuliere offene Fragen. Wenn Sie – in unserem Fall – dann durch offene Fragestellungen herausgefunden haben, was der Patient/Bewohner möchte dann hat er das Gefühl, dass Sie ihn in seinen Bedürfnissen und Wünschen wahrnehmen, erkennen und darauf individuell eingehen. Nicht nur bei Beschwerden, sondern bei Zusatzangeboten, Wahlleistungen, Zufriedenheitsaspekten ist die wertschätzende Kommunikation mit dem Patienten entscheidend! Manchmal sind es Kleinigkeiten, die Ihre Kunden dazu bringen, dass sie sich wohl, gesehen und hyggelig fühlen.

Praxistipp

Hören Sie aktiv zu.

Oft haben ältere und/oder kranke Menschen ein erhöhtes Mitteilungsbedürfnis. Und zwar möchten sie nicht nur einfach vor sich hin reden, sondern sie wünschen sich einen Gesprächspartner, der sie ernst nimmt. Deshalb hören Sie während der pflegerischen Tätigkeiten aufmerksam zu, wenn Ihr Patient oder Bewohner Ihnen etwas erzählt, nicken mit dem Kopf, suchen Blickkontakt und fragen Sie auch nach; das zeugt von Interesse. Die wichtigste Standard-Formulierung beim aktiven Zuhören ist die Rückkopplungsfrage: „Habe ich Sie richtig verstanden, dass…?“ Es ist erwiesen: fünf Minuten echten aufmerksamen aktiven Zuhörens schafft mehr Wohlgefühl und den Eindruck von Interesse als 30 min nur mit halbem Ohr zuhören.

Gerade bei Beschwerden führt die Technik des aktiven Zuhörens zu einer deutlichen Zeit-, Nerven- und Energieersparnis. Wenn Sie bei einer Beschwerde Ihren Gesprächspartner ausreden lassen, seine Gefühle rückspiegeln („ich sehe, Sie sind sehr aufgebracht…“) und seine Aussage sinngemäß wiedergeben („Sie ärgern sich, dass Sie immer noch nicht mit dem Chefarzt Ihre Diagnose besprechen konnten…“) dann fühlt er sich verstanden. Und das ist das wichtigste. Das Ganze ergänzt mit einer positiven Körpersprache, einer auf das Gegenüber angepasste Stimmlage, dann sind Sie die Beschwerde um ein Vielfaches schneller und erfolgreicher los als üblich. Und vor allem zerbrechen Sie sich nicht den Kopf darüber, was Sie Ihrem Gesprächspartner als Lösung anbieten können, sondern fragen ihn, welche Lösung er vorschlägt bzw. was er jetzt braucht um den Vorfall ruhen lassen zu können bzw. positiv abzuschließen.

Praxistipp

Formulieren Sie positiv!

Das lösungsorientierte Sprachmuster ist neben der nonverbalen Kommunikation einer der wichtigsten Signale und Schlüssel zur erfolgreichen Kommunikation im Umgang mit Bewohnern, Patienten und auch Angehörigen. Aus der Hirnforschung ist bekannt, dass unser Gehirn keine Negationen denken kann. Sie kennen das Beispiel: Denken Sie jetzt bitte nicht an einen rosa Elefanten, der gerade im Sandkasten sitzt. Bitte denken Sie nicht an diesen rosa Elefanten! Was passiert? Sie denken an den rosa Elefanten (Bendsen 2015).

Genauso geht es Ihren Patienten, Bewohnern, Angehörigen, wenn Sie ihnen sagen „Der Eingriff ist nicht schlimm. Da gibt es keine oder selten Komplikationen. Sie brauchen sich keine Sorgen zu machen". Was hört der Patient? „Schlimm", „Komplikationen", und „Sorgen".

Formulieren Sie doch einfach positiv: „Ich bin mir sicher, die OP wird gut verlaufen und in ein paar Tagen können Sie schon wieder über den Flur laufen. Darauf können Sie sich freuen"! Was hört der Patient? „Gut", „laufen", „freuen". Mit diesen Worten (die inhaltlich das Gleiche aussagen) können Sie die Stimmung Ihres Patienten positiv beeinflussen. Sie gehen damit auch weg von der Problemorientierung hin zur Lösungsorientierung. Vermeiden Sie: Bitte verstehen Sie mich nicht falsch! Leider muss ich diesbezüglich erst noch mit dem Arzt sprechen! Benutzen Sie: Bitte verstehen Sie mich richtig! Ich erkundige mich gern und dann wissen wir beide Bescheid.

Überprüfen Sie doch einmal einen Tag lang, welche Sätze Sie verwenden, wenn Sie mit Patienten oder Kollegen sprechen. Verwenden Sie eher negative oder positive Formulierungen? Sie können sich auch mit einem Kollegen darauf vereinbaren, einander mal ein paar Tage lang besser zuzuhören und darauf zu achten, wie Sie sprechen! Meist kommunizieren wir unbewusst negativ, auch wenn das nicht beabsichtigt ist.

■ Die Bedeutung von Angehörigen im Pflegealltag

Eine Personengruppe, die in der zeitlichen, kommunikativen und entscheidungsrelevanten Bedeutung im Pflegealltag häufig zu wenig Beachtung findet, ist die Kommunikation und der Umgang mit den Angehörigen. Angehörige, die ja meist nicht gesundheitlich angeschlagen oder beeinträchtigt sind, verhalten sich meist eindeutig als Kunden, die Aufmerksamkeit und Dienstleistung erwarten. Sie sind selbstbewusst, bestens informiert und auch sehr kritisch. Oftmals ist es der Angehörige, der die Entscheidungen trifft und als Anwalt oder Sprecher des Patienten/Bewohner auftritt.

Praxistipp

Binden Sie die Angehörigen aktiv mit ein.

Oftmals sind Angehörige, die lange ihre Verwandten gepflegt haben, ebenfalls Experte. Hier macht es überhaupt keinen Sinn, dass Mitarbeiter der Pflege mit Angehörigen in eine Konkurrenzsituation einsteigen: „Ich habe Examen" versus „Ich kenne meine Mutter seit 60 Jahren" bringt niemanden weiter. Hier sollte unbedingt die Kooperation und ein Austausch auf Augenhöhe gesucht werden. Wechselt ein Pflegebedürftiger aus dem häuslichen Bereich in ein Krankenhaus oder eine stationäre Pflegeeinrichtung ist es wichtig sich zu verdeutlichen aus welcher Lebenssituation der Angehörige diesen Wechsel miterlebt. Meist sind diese neben ihrer Alltags- und Berufstätigkeit mit den pflegerischen Aufgaben zeitlich und fachlich überfordert gewesen. Gleichzeitig ist es schwer das zu pflegende Familienmitglied nun in eine Einrichtung zu geben. Es mischen sich Erleichterung durch den Wegfall der körperlichen und psychischen Belastung mit dem Prozess des Loslassens und Weiterumsorgens sowie dem eigenen Scham-Gefühl, das alles nicht mehr alleine zu schaffen. Es ist mit der richtigen wertschätzenden Haltung im Sinne aller das Ziel, eine enge Zusammenarbeit mit den Angehörigen zu suchen und zu gestalten.

Fazit

Trotz der herausfordemden Rahmenbedingungen in der Pflege ist es für jeden einzelnen entscheidend, ganz nach dem Hygge-Motto gut für sich selbst und somit auch für andere zu sorgen. Menschen zu helfen macht glücklich und zufrieden; auch Hilfe zur Selbsthilfe und andere zu befähigen selber wieder etwas zu können; egal ob selber essen oder eigenständig laufen. Hygge ist, im Umgang mit sich und anderen, alles was sich maximal oder ideal gut anfühlt

und zum Wohle der Menschen geschieht – Mitarbeiter, Patient, Bewohner oder Angehöriger.
Das „Wir" und die wohlige Gemeinschaft im Jobkontext ist das absolute Credo von Hygge. Gesunde Gespräche zu führen von Mensch zu Mensch und nicht von Berufsgruppe zu Berufsgruppe oder Status zu Status. Nirgends menschelt es so sehr wie in der Pflege. Entscheidungen gemeinschaftlich zu treffen, mit Verantwortung und Vertrauen aufeinander zuzugehen und öfter mal in den Teammodus zu schalten sind weitere Aspekte um eine Arbeitsatmosphäre von Wohlbefinden, Glück und Zufriedenheit zu kreieren (siehe ▶ Kap. 6).

Literatur

Bendsen B (2015) Patientenorientierte Kommunikation – auch in schwierigen Situationen und Stress. In: Fischer A (Hrsg) Servicequalität und Patientenzufriedenheit im Krankenhaus. MWV, Berlin, S 17–34

Byron K (2009) Wer wäre ich ohne mein Drama? Konfliktlösungen mit „The Work". Goldmann, München

Fischer A (2011) 100 Tipps für eine bessere Servicequalität im Krankenhaus. Schlütersche Verlagsgesellschaft, Hannover

Satir V (2013) Selbstwert und Kommunikation. Klett-Cotta, Stuttgart

Watzlawick P (2007) Anleitung zum Unglücklichsein. Piper, München

Umsetzung mit Kollegen und im Team

A. Fischer, *Hygge in der Pflege*, Top im Gesundheitsjob, https://doi.org/10.1007/978-3-662-59050-8_6

In kaum einer anderen Branche arbeiten so viele Berufsgruppen auf engstem Raum so zusammen wie im Gesundheitswesen. Meist sind auch die Teams aus verschiedenen Berufsgruppen und Fachniveaus zusammengesetzt. Der Spagat zwischen Schichtdienst, Mitarbeiterfluktuation und den Herausforderungen des Pflegealltags ist zudem eine besondere Herausforderung. Doch genau im Umgang mit den Kollegen und dem Team liegt die Lösung bzw. Erleichterung des stressigen Alltags. Wenn im Idealfall jeder zu einem positiven wertschätzenden Arbeitsklima beiträgt und alle sich als echtes Team mit fachlicher und zwischenmenschlicher Gemeinsamkeit verstehen, dann kann dort auch ein Gefühl von Wohlbefinden und Hygge entstehen. Dies sollte allen am Herzen liegen, denn die meisten Pflegemitarbeiter verbringen durchschnittlich 8 h ihres Tages im Dienst, und da darf es auch mit Spaß und Freude zugehen.

6.1 Mit Freude und Gemeinschaft zum Erfolg

Aus der Forschung ist bekannt, dass Freude und Verbundenheit mit sich und anderen zu einem Basis-Wohlgefühl führt. Es sind zwei Faktoren die dafür ausschlaggebend sind: zum einen eine innere positive Haltung und zum anderen eine Eigenverantwortung, ob und wie und wieviel Freude wir empfinden für das was wir erleben, sagen, erfahren tagtäglich. Viele Menschen warten bzw. erwarten, dass andere ihnen eine Freude machen; und da ist es ratsam, sich selber im Spiegel anzulächeln, sich selber eine Freude oder ein Kompliment oder ein Lob zu machen, denn dann ist man nicht enttäuscht, wenn andere es nicht tun. Andere sind nicht dafür verantwortlich unser Leben schön zu gestalten; der einzige der dafür eine Verantwortung hat, sind wir selbst.

Je mehr Freude und Verbundenheit ein Mensch mit sich hat, umso mehr kann er auch die Freude und Verbundenheit mit anderen Menschen leben. Und so geht es gerade im Arbeitsumfeld darum, sein Leben sehr bewusst und achtsam zu gestalten, und zu prüfen wie man mit sich selber und anderen umgeht. Dabei geht es nicht darum, am Arbeitsplatz jemand anderes zu sein als im Privaten, sondern es geht um Integrität und Authentizität. Warum sollten wir uns im beruflichen Umfeld verstellen? Leider trifft der folgende Spruch viel zu häufig zu: „Eigentlich bin ich ganz anders, ich komme nur so selten dazu". Je mehr wir ganz authentisch mit allen Stärken, Schwächen, Emotionen und Empfindungen verbunden sind, umso mehr werden wir automatisch gut für uns sorgen.

Und dies ist die Voraussetzung auch für andere gut sorgen zu können. So ist es durchaus denkbar und ratsam im Dienst mal die Kollegen zu fragen, was ihnen denn Spaß und Freude bereitet. Egal ob es etwas Berufliches oder Privates ist, was als Antwort kommt, alleine der Gedanke an Freude und Spaß lässt jeden Mensch auch unmittelbar so fühlen. Das heißt jeder Mensch kann sich Kraft seiner Gedanken in positive emotionale Zustände versetzen. Doch oftmals sind wir Deutschen so in dem Funktionsmodus unseres selbst erschaffenen Hamsterrades gefangen, dass es unüblich und ungewohnt ist, diese Gedanken zuzulassen. Sinnentleert einen Weg weiter zu gehen, den man einmal eingeschlagen hat, führt zu einer Lebenskrise oder Burnout oder anderen psychischen Krankheiten, da wir nicht im Einklang mit unserer Bestimmung und unserer inneren Stimme leben.

» „Erfolg ist nicht der Schlüssel zum Glück,
Glück ist der Schlüssel zum Erfolg.
Wenn Du liebst, was Du tust,
wirst Du erfolgreich sein."
(Zitat von Albert Schweitzer)

In Deutschland ist es auch mit Angst und Rechtfertigung verbunden eine Lücke oder einen Bruch im Lebenslauf zu haben. In anderen Ländern sind Lücken und Auszeiten normal und teilweise auch ausdrücklich gewünscht.

» *„Weil es die intensivste Art des Lernens ist: das Scheitern, die Krise, die ausweglose Situation, die uns dazu zwingt, eine andere Richtung einzuschlagen"*

erklärt Maike van den Boom, die durch 13 Länder gereist ist um herauszufinden was die Menschen dort glücklich macht, über Auszeiten in den Lebensläufen der Dänen (Van den Boom 2015).

■ Die gesunde Mischung aus „ich" und „wir"

Tag für Tag treffen wir zahlreiche Entscheidungen, entweder für uns selbst oder für das Team bzw. das Unternehmen. Idealerweise decken sich die Bedürfnisse und es sind alle zufrieden. Doch es gibt auch Momente und Situationen, da ist es wichtig, zunächst gut für sich selber zu sorgen. Zum Beispiel wenn ein Kollege oder Vorgesetzter Sie bittet kurzfristig und schnell noch etwas Wichtiges für ihn zu erledigen. Sie spüren genau, ob Sie innerlich bei einem „Ja, das mache ich gerne und schaffe es gut" sind oder bei einem „Oh nein, das kriege ich niemals hin und das Ergebnis lässt dann bestimmt auch zu wünschen übrig".

So ist es gut, im Sinne der eigenen Widerstandsfähigkeit sowie des Unternehmens, an geeigneter Stelle „nein" zu sagen. Manche Mitarbeiter nutzen dieses Wörtchen viel zu häufig, andere viel zu selten. Sie können ja im Team mal Strichlisten führen. Lassen Sie sich von dem Ergebnis überraschen. Ja, wir lernen alle in Seminaren und Schulungen, dass ein Nein ein Kommunikationskiller ist. Das ist richtig. Gleichzeitig ist es gesund, die eigenen Grenzen sehr klar und nicht verletzend zu setzen und zu sagen, wenn etwas gerade jetzt nicht mehr geht.

Praxistipp

Verwenden Sie Ich-Botschaften.

Zum Beispiel:
- „Ich habe noch so viel auf dem Tisch, das heute unbedingt fertig werden muss, da kann ich diese Aufgabe nicht noch zusätzlich übernehmen." Oder
- „Nein, es tut mir leid. Ich schaffe das heute nicht. Entweder erledige ich es morgen oder Du fragst einen Kollegen."

Dies ist eine galante Form des gesunden Ablehnens. Sehr professionell ist es, wenn Sie – wie in dem Beispiel genannt – zu dem „Nein", eine kurze Begründung liefern oder mögliche Alternativen nennen. Es gilt die Empfehlung: „Nie ein nacktes Nein formulieren", also ohne Begründung und Interesse an Alternativen. Diese Regel gilt übrigens auch für Kundengespräche.

Kommen wir zur „Wir-Kultur" und dem Credo von Hygge nach wohliger Gemeinschaft auch im Jobkontext. Gesunde Gespräche zu führen ist ebenfalls ein Teil von Hygge, den jeder in seinen beruflichen Alltag integrieren kann. Es geht um die

Gespräche, die uns gut tun, von Mensch zu Mensch. Nicht von Berufsgruppe zu Berufsgruppe und auch nicht von Status zu Status. Es sind oft kurze Momente, in denen wir uns authentisch zeigen und andere Menschen sich gleichermaßen uns authentisch zeigen. Egal ob mit einem Kollegen, Kunden oder Vorgesetzten. Im Pflegealltag steht das Wohl des Menschen im Mittelpunkt und gleichzeitig „menschelt" es so wenig in vielen Einrichtungen.

Im Berufsleben haben wir gelernt bzw. wurden darauf getrimmt, uns mit anderen zu messen, immer besser zu werden, überragende Leistungen zu bringen, Beförderungen anzustreben und zu den Gewinnern zu gehören. Doch gleichzeitig merken wir, dass uns das tief im Inneren nicht wirklich glücklich macht, da wir in unserem Zielstrebigkeits-Erfolgs-Wahn oft andere Menschen (seien es Kollegen oder Patienten/Bewohner) auf der Strecke lassen, da Fairness, ein echtes Miteinander, eine gesunde Zugehörigkeit und wertschätzende Teamarbeit fehlen. Dabei sehnen wir uns alle genau nach diesen Werten. Ein schwedisches Sprichwort sagt:

„Ein gutes Geschäft zahlt sich für beide Seiten aus." Und das gilt auch für ein Gespräch.

Es ist viel Wert, sich mit seinen Kollegen auseinanderzusetzen statt sich über sie hinwegzusetzen. So darf man auch die unterschiedlichen Arten und Ansätze der Kollegen respektieren auf dem Weg zu einem gemeinsamen Ziel. So heißt es in dem schwedischen Buch, das das Pendant zum dänischen Hygge thematisiert „In der Mitte liegt das Glück – Lagom; der schwedische Weg zum guten Leben":

» „Wenn wir unser tägliches Brot verdienen, möchte Lagom, dass wir mit Fairness, Loyalität und Vertrauen vorgehen. Dieselben Tugenden, die es im sozialen Leben fordert, sollen auch unser Berufsleben bestimmen. Am Arbeitsplatz lässt uns Lagom bewusst in den Teammodus umschalten, sodass

> Kooperation und das große Ganze im Mittelpunkt stehen. Das bedeutet, dass wir unsere Businesskultur mit Emotionalität durchdringen, ihr einen Mantel aus Loyalität um die Schultern legen und ihn mit einem Gürtel aus Vertrauen sichern." (Akerstrom 2017)

Um Zufriedenheit, Wohlbefinden und Hygge im Arbeitsleben zu leben, ist zu empfehlen, öfter mal in den **Teammodus** zu schalten, Entscheidungen gemeinschaftlich zu treffen und mit Verantwortung und Vertrauen aufeinander zuzugehen. Denn egozentrische Vorgehensweisen schaffen Gegner, lassen uns vereinsamen und nehmen uns jegliche Anerkennung – was uns wiederum unzufrieden und einsam macht und zu psychischen und physischen Krankheiten führen kann.

Entscheidend ist, auch im Berufsleben eine entspannte Atmosphäre zu schaffen, indem man Stress abbaut, es sich in den Pausen gemütlich macht, kleine Ruhe-/Glücks-Inseln schafft, Leckereien genießt oder einfach achtsam und wertschätzend mit sich und den Mitmenschen umgeht. Helfen kann dabei auch ein Feedback untereinander, das wertschätzt, beschreibt (nicht wertet) und motiviert (vgl. Fischer 2019).

6.2 Resilienz mit Hygge Hand in Hand

Resilienz wird fast allen ein Begriff sein, denn er ist im Zusammenhang mit Stressbewältigung in aller Munde. Resilienz oder auch psychische Widerstandsfähigkeit ist die Fähigkeit, Krisen zu bewältigen und sie durch Rückgriff auf persönliche und sozial vermittelte Ressourcen als Anlass für Entwicklungen zu nutzen. Mit Resilienz verwandt sind Entstehung von Gesundheit, Widerstandsfähigkeit, Bewältigungsstrategie und Selbsterhaltung.

Doch inwiefern hat das auch mit Hygge zu tun? Mit Sicherheit kennen Sie Menschen, die sich von nichts unterkriegen lassen; selbst wenn etwas Unvorhersehbares passiert und viel Stress herrscht, sie lassen es an sich abprallen oder sind nach kurzer Niederlage schnell wieder auf den Beinen. Solche Menschen sind resilient. Resilienz wird auch als das Immunsystem der Seele oder als seelische Elastizität bezeichnet.

Der Begriff Resilienz (lateinisch: resilio = abprallen, zurückspringen) kommt aus der Physik, genauer gesagt aus der Werkstoffkunde: Er bezeichnet flexible, elastische Materialen, die nach jeder Verformung wieder in ihre ursprüngliche Form zurückkehren.

Die Verhaltensforscher haben den Begriff vor einigen Jahren übernommen. Übertragen auf den Menschen bedeutet der Begriff aber noch mehr. Resilient ist, wer die seelisch-emotionale Widerstandsfähigkeit besitzt, sich von Stress, Krisen oder Schicksalsschlägen, z. B. Kündigungen, Trennungen, Zeitdruck auf der Arbeit oder Streit in der Familie, nicht verbiegen zu lassen, sondern in seiner ursprünglichen Form bleibt bzw. schnell wieder dahin zurückkehrt.

Praxistipp

Trainieren Sie Ihre Resilienz, also Ihre psychische Widerstandsfähigkeit.

Resiliente Menschen können an Krisen oder Leiderfahrungen sogar über sich selbst hinauswachsen. Was macht die Resilienz eines Menschen aus?

„Die Widrigkeiten des Lebens sind für resiliente Menschen fast wie Seifenblasen – sie hinterlassen keinen bleibenden Schaden“, heißt es bei Hofmann (2018). Widerstandsfähige Menschen verfügen über bestimmte Eigenschaften, die ihre seelische Widerstandskraft ausmachen. Laut Psychologen sind es vor allem

sieben Faktoren, die eine starke Fähigkeit zu Stress- und Krisenbewältigung ausmachen: die sieben Säulen der Resilienz.

Übersicht

Akzeptanz: Resiliente Menschen können annehmen, was ihnen widerfahren ist und sehen Probleme und Krisen als einen Teil des Lebens an. Sie fragen sich eher, was die positive Absicht bzw. Chance ist, als mit der Tatsache an sich zu hadern.

Optimismus: Ohne die feste Überzeugung, dass sich die Dinge zum Positiven wenden, ist Resilienz nicht denkbar. Resiliente Menschen finden sich mit dem negativen aktuellen Zustand nicht ab, sondern gehen davon aus, dass sich alles zum Guten wenden wird. Nach dem Motto: Alles wird am Ende gut und wenn es nicht gut ist, dann ist es noch nicht das Ende.

Selbstwirksamkeit: Der Glaube an die eigenen Fähigkeiten und Kompetenzen, somit an die Eigenverantwortung, ist ein wichtiger Grundstein für seelische Widerstandsfähigkeit. Statt in eine Opferrolle zu schlüpfen und zu jammern, werden sie aktiv. Dank ihres Selbstbewusstseins sind sie überzeugt, Lösungen entwickeln zu können.

Gefühlsstabilität: Resiliente Menschen besitzen die ausgeprägte Fähigkeit, ihre Emotionen und ihre Haltung zu steuern und überlegt zu reagieren. Sie können ihre Gefühlswelt so steuern, dass hohe Belastungen eher als Herausforderungen, auf die sie souverän reagieren können, denn als Stress empfunden werden.

Netzwerkorientierung oder auch Kontaktfreude: Freundschaften und Austausch geben in Krisen Kraft. Resiliente Menschen bauen soziale Beziehungen auf und nehmen Unterstützung und Hilfe in schweren Zeiten offen an. Sie kommunizieren gerne und suchen aktiv Unterstützung bei Freunden, Kollegen oder in der Familie.

Lösungsorientierung: In jeder Krise offenbaren sich in der Regel auch Wege, die uns helfen gestärkter daraus hervorzugehen und etwas aus ihnen zu lernen. Resiliente Menschen orientieren sich an Lösungen und versuchen diese umzusetzen. Dabei besitzen sie auch eine gute Analysefähigkeit, um auch mal neue Denk- und Handlungspfade zu gehen und alternative Lösungen zu erkennen.

Realismus: Resiliente Menschen haben ein klares realistisches Ziel vor Augen und handeln danach. Sie sehen die aktuelle Situation meist in einem größeren Zusammenhang und fokussieren auf das nächste oder neu gesetzte Ziel.

Resilienz kann trainiert werden – Hygge auch. Aufbauend auf den oben genannten Resilienzfaktoren werden folgende drei praktische Tipps gegeben, mit denen Sie Ihre Resilienz sowie Ihre Hygge-Fähigkeiten stärken können.

Tipp 1

Akzeptieren Sie was ist!

Das Leben geht laufend mit Veränderungen einher. Jeder Mensch erhält die Aufgaben, die er für sein Wachstum braucht. Je mehr Sie sich dagegen sträuben, umso mehr Energie wird Sie das Thema kosten. Seien Sie achtsam und zuversichtlich, dass Sie Krisen überstehen, ohne in einem Strudel aus negativen Gedanken und Gefühlen zu versinken. Außerdem fördert eine akzeptierende Haltung eine lebensbejahende und optimistische Einstellung. Es gibt sehr schöne Meditationen im Buchladen oder Internet, mit denen wir alle lernen können, anzunehmen und uns in das, was gerade ist, hinein zu entspannen.

Tipp 2

Glauben Sie an die eigenen Fähigkeiten und Strategien.

Besonders in schweren Zeiten sollten Sie sich Ihre Stärken bewusst machen. Erinnern Sie sich an bisherige Krisen und wie Sie daraus – im Rückblick – gestärkt hervorgegangen sind. Das Leben wird nach vorne gelebt und rückwärts verstanden. Beginnen Sie ein Erfolgstagebuch zu schreiben. Schreiben Sie jedes Mal, wenn Sie in einer schwierigen Situation stecken auf, was Ihnen gut gelungen ist. Besinnen Sie sich dann in akuten Krisenzeiten auf diese Fähigkeiten. Dann können Sie ganz bewusst entscheiden, was Sie tun können, um Ihre Probleme zu lösen. Durch diese Analyse wird Ihnen deutlich, welche Ressourcen und Stärken Sie mitbringen, und Ihre Zuversicht steigt.

Tipp 3

Richten Sie Ihre Aufmerksamkeit auf mögliche Lösungen und binden Sie dabei Menschen ein, die Ihnen bei Ihrer Problemlösung behilflich sein können.

Nehmen Sie sich Zeit und versuchen Sie, so viele Lösungen wie möglich für Ihr Problem zu finden. Schreiben Sie alle auf. Dann werden Lösungen zu Zielen, auf die Sie hinarbeiten können. Wählen Sie eine Lösung und entscheiden dann, diese umzusetzen.

Überlegen Sie auch, wie andere Menschen in so einer Situation reagieren würden. Und bitten Sie auch Freunde oder Kollegen um Hilfe. Vielleicht war einer von ihnen schon in einer ähnlichen Lage. Vertrauen Sie sich anderen an und nehmen Sie die angebotene Hilfe an. In den seltensten Fällen stehen wir mit unseren Problemen alleine dar.

Es gibt Menschen, die der Ansicht sind, dass

> „…der Schlüssel zur Resilienz in der Abhärtung liegt. Sich mehr Arbeit aufhalsen, länger durchhalten, sich nichts anmerken lassen oder jedes Problem allein lösen. Das ist ein Trugschluss. Es macht uns nicht widerstandsfähiger, sondern führt zu Überforderung"

so Hofmann (2018). Der Schlüssel zur Resilienz ist jedoch ein anderer: Es geht vielmehr um Achtsamkeit, Erholung, Ausgleich und Hygge – und dazu kann ein gutes echtes Team stabilisierend beitragen.

Das Geheimnis steckt darin, nachhaltig mit den eigenen psychischen Ressourcen umzugehen. Geringeres Arbeitspensum, weniger Erfolgsdruck, mehr Pausen und auch mal „Nein" zu einer zusätzlichen Aufgabe sagen. So wie vieles im Leben braucht es auch hier eine Balance, einen Ausgleich und Ruhepausen, um für schwere Zeiten gewappnet zu sein und uns seelisch gesund zu erhalten. Wenn Sie die Hygge-Philosophie in Ihr Leben, vor allem Ihr Arbeitsleben einziehen lassen, dann wird sich eine gesunde Resilienz von alleine einstellen; und wenn Sie bereits über Resilienz verfügen, dann führt diese Hand in Hand mit Hygge zu einer ausgeprägten Widerstandsfähigkeit.

Humor in der Pflege

Humor ist zwar nicht primär ein offizielles Kernelement von Hygge. Und gleichzeitig wissen wir spätestens seit der Stiftung Humor hilft heilen von Eckhart von Hirschhausen, dass Humor erwiesenermaßen heilen hilft. Forscher haben bewiesen, dass es eine eindeutige Verbindung zwischen Humor und psychischem Wohlbefinden gibt. So wurden die psychischen Auswirkungen von Burnout, aber auch von Humor untersucht und festgestellt, dass diese komplett konträr sind, was schließen lässt, dass sich Humor hervorragend als Antistress-Werkzeug eignet. Was Humor alles bewirken kann, ist mit Beispielen ausgeführt bei Matthias Prehm in seinem kürzlich erschienenen Buch „Pflege Deinen Humor“ (vgl. Prehm 2018):

> Humor fördert die Leichtigkeit.
> Humor ist kontaktfördernd.
> Humor ist ein Nothelfer in eskalierenden Situationen.
> Humor ist mitreißend.
> Humor ist motivierend.
> Humor kann Situationen entspannen.

Hinzufügen möchte ich: Humor erwärmt das Herz – wie Hygge. Und auch der enge Zusammenhang zwischen Humor und Glück rückt das Thema ganz nah an Hygge heran, ebenso wie sich das Achtsamkeitsthema in der Humor-Philosophie und -Psychologie wiederfindet. So geht es auch hier darum, bewusst zu atmen, sich nicht zu überfordern, schöne Pausen zu machen, den Tag zu nutzen und achtsam zu begehen und sich gut um sich selbst zu kümmern. Die schwierigsten Situationen können mit Humor entschärft und entdramatisiert werden.

Mit Humor können Sie sich und Ihre Kollegen bei der Arbeit erfreuen. Denn fröhliche Momente und ein lustiger Spruch können uns für den Rest des Tages in gute Stimmung versetzen. Humor im Team ist etwas zu 100 % Hyggeliges und ein handfestes Werkzeug für eine gute Arbeitsatmosphäre und mehr Zufriedenheit.

6.3 Teamregeln für ein angenehmes, erfolgreiches Miteinander

Zum Thema Teamregeln, der Unterscheidung zur Gruppe und den Erfolgsfaktoren gibt es auch speziell für die Pflege unzählige Bücher. Hier soll somit nur der Fokus darauf gelegt werden, wie ein Team und jedes Teammitglied dazu beitragen kann, dass der Pflegealltag so angenehmen und hyggelig wie möglich gestaltet wird.

Die Pausenräume und Dienstzimmer (siehe auch ► Kap. 4) in Pflegeeinrichtungen und Krankenhäusern sehen meist nicht sehr gemütlich aus: sterile Beleuchtung, weiße Wände, nüchterne Möblierung und Pflegeutensilien. Doch wie wichtig ist es, sich auch auf der Arbeit in den Räumlichkeiten wohlzufühlen und hier gibt es mittlerweile eine Vielzahl an Hygge-Ratgebern für Einrichtung und Atmosphäre. Seien es farbige Gardinen oder fröhliche Bilder an der Wand, eine Farbgestaltung der Wände, Blumen, persönliche Dekorationsgegenstände, eine schöne Beleuchtung. Jedes Teammitglied kann und sollte sein „zweites Zuhause" mitgestalten.

Praxistipp

Schaffen Sie eine offene wertschätzende Kommunikationskultur.

Kommunikative Fähigkeiten sind wichtig und gelten als berufliche Qualifikation der Pflegemitarbeiter. Doch nicht nur Richtung Patient oder Bewohner, sondern auch und vor allem die gemeinsame wertschätzende Kommunikation im Team und mit Kollegen ist für das nette Miteinander von entscheidender Bedeutung. Gesprächsthemen, die auch mal nichts mit Pflege und Patienten/Bewohnern zu haben sind überlebenswichtig. Sich gedanklich mal rausnehmen und über Privates, wie Urlaube, Kultur, Sportereignisse, die Kinder, Kochrezepte oder Freizeitaktivitäten sprechen, schafft eine positive fröhliche leichte

Stimmung. Außerdem sollten die allgemeinen Kommunikationsregeln durchgehend beibehalten werden:

- Sich gegenseitig aussprechen lassen.
- Bei Feedback die Sachlage beschreiben, nicht werten.
- In Ich-Botschaften sprechen, um niemanden anzugreifen.
- Zuhören und bei Bedarf nachfragen.
- Achten Sie auf das Positive Wertvolle in den anderen Teammitgliedern.
- Behandeln Sie die anderen so, wie Sie behandelt werden wollen.

Informieren Sie sich gegenseitig so viel wie möglich. Entscheidungen und Informationen so miteinander zu teilen, dass jeder die Möglichkeit hat sich rechtzeitig auf etwas Neues einzustellen bzw. sein Verhalten entsprechend auszurichten, sorgt für Sicherheit und Zugehörigkeit. Oftmals werden Informationen gar nicht, falsch, zu spät oder nicht adressatengerecht weitergegeben. Sprechen oder fragen Sie lieber einmal zu viel miteinander.

Praxistipp

Schaffen Sie eine Team-Identität und gemeinsame Ziele.

Oftmals sitzt das Team zwar in einem gemeinsamen Boot, doch alle rudern in verschiedene Richtungen. Das schafft Konflikte und kein Ankommen am Ziel. Und zwar stehen hier nicht die Ziele auf den Patienten/Bewohner bezogen im Mittelpunkt, sondern die Ziele für die erfolgreiche Zusammenarbeit und das Miteinander. Hier ein paar Beispiele (vgl. Masemann und Messer 2010):

- Wir sind das Pflegeteam, bei dem alle Mitarbeiter ihre 30 min-Pause einhalten.
- Bei uns wird an den Tagschichten einmal pro Stunde gelacht.
- Wir sind das Pflegeteam mit dem geringsten Krankenstand im Haus.
- Wir sind das Pflegeteam, das mindestens zwei Team-Tage für gemeinsame Unternehmungen pro Jahr nutzt.

Praxistipp

Achten Sie auf Positives und feiern gemeinsam Erfolge (◘ Abb. 6.1).

Oftmals gibt es Feedback von Patienten, Bewohnern, Vorgesetzten oder Teamkollegen nur dann, wenn etwas schlecht oder falsch gelaufen ist. Doch jeden Tag läuft auch ganz vieles richtig und gut; doch das wird meist stillschweigend hingenommen. Erwähnen Sie Ihren Kollegen gegenüber im Vorbeigehen oder in der Dienstbesprechung jeden Tag etwas Positives. Worauf wir die Aufmerksamkeit richten, das wird sich verstärken. Umso wichtiger, die Stärken und Fähigkeiten zu betrachten und lobend zu erwähnen. Das schafft Motivation und auch gemeinsame Erfolgserlebnisse dürfen gefeiert werden.

Keiner von uns ist ein Opfer, sondern Schöpfer oder Gestalter unseres Alltags. So ist es auch wichtig, wenn etwas mal schief läuft, nicht immer die Schuld bei anderen oder in den Umständen zu suchen. Gerade hinsichtlich der Lösungsorientierung und dem Lernen aus Fehlern ist es wichtig, selber in die Verantwortung zu gehen und zu schauen, was daraus zu optimieren ist. Niemand ist perfekt und das ist auch gut so, denn wir sind alles Menschen und dürfen uns gegenseitig unterstützen

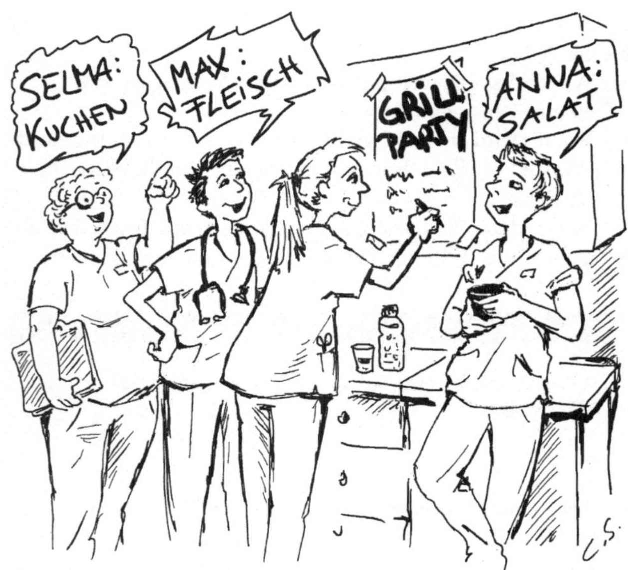

Abb. 6.1 Team-Identität

und helfen, Dinge gut zu machen. Seien Sie authentisch und versuchen nicht irgendeine Rolle, die Ihnen selber nicht steht, zu spielen.

Praxistipp

Interessieren Sie sich und bedanken Sie sich in Ihrem Team.

Da Sie die ganze Schicht über ja eh mit den Menschen umgeben sind, die gerade da sind, können Sie diese Zeit auch gehaltvoll gestalten. Wie sehr interessiert sich der einzelne Mitarbeiter noch für das, was um ihn herum, mit ihm selbst und seinen Patienten geschieht? Das Grundinteresse an seinem Umfeld, also mehr wahrzunehmen, ist eine relativ leichte Möglichkeit, um den positiven Zugang im Arbeitsalltag zu erhöhen. Außerdem entsteht durch echtes Interesse der Hygge-Faktor Verbundenheit. Viele Untersuchungen belegen, dass Menschen, die sich echt und authentisch verbunden fühlen, mehr Freude und Engagement aus diesem Grundgefühl ziehen können, als Zielvereinbarungen oder Innovationen es jemals vermögen.

Ein Lob und ein echtes „Danke" erwarten die meisten von Ihren Vorgesetzten – meist jedoch vergeblich. Dann bedanken Sie sich im Team untereinander für fachliches wie zwischenmenschliches. Besonders wirkt ein „Danke", wenn konkret genannt wird wofür sich das Gegenüber bedankt. Vielleicht kann man auch ein kleines Blümchen, eine Mini-Pralinen-Schachtel oder einfach einen Klebezettel überreichen. Es sind die kleinen Gesten, die den Unterschied machen und allen Beteiligten freudig in Erinnerung bleiben.

6.4 Gestaltung von Pausen

Dass Pflegemitarbeiter ihre Kraft, Motivation und Freude aus den zwischenmenschlichen Beziehungen schöpfen können haben wir bereits thematisiert. Doch konkret kann dies auch für die Pausengestaltung genutzt werden. Pausenzeiten-, längen und deren Einhaltung müssten eigentlich von der Geschäftsleitung angeordnet werden. Für den Bürobereich gibt es klare Regelungen, wie zum Beispiel, dass laut Bildschirmarbeitsverordnung pro Stunde 10 min Pause empfohlen wird. Und bei der Pflege? Außer der gesetzlich festgelegten 30 min für sechs bis acht Stunden Arbeit gibt es keine sinnvolle gesunde Regelungen. Und das fehlt, denn gerade in stressigen Zeiten regelmäßige Pausen zu machen, ist wichtig für das körperliche und psychische Wohlbefinden aller Mitarbeiter.

Und wenn dann Pause ist, ist es wichtig, diese nicht zwischen Dokumentationen und Dienstbesprechungen zu verbringen, sondern diese bewusst zu gestalten. Hier ein paar Gedanken und Ideen, wie jeder für sich oder mit anderen bewusst und achtsam auftanken kann.

Praxistipp

Schaffen Sie sich jeden Tag in Ihrer Schicht kleine Glücksinseln, wo Sie so richtig gut für sich (und damit auch für andere) sorgen:

- Gehen Sie an die frische Luft und pflücken Sie sich oder dem Team eine Blume, ein Kleeblatt o. ä.
- Fühlen Sie achtsam mit all Ihren Sinnen Ihre Umgebung: was riechen, hören, schmecken, fühlen oder sehen Sie? Durch diese achtsame Körperwahrnehmung kommen Sie aus Ihrer Kopf- und Denkfokussierung heraus.
- Gestalten Sie Ihre Pausenzeit achtsam mit Genuss und Gemeinschaft mit Menschen, die Ihnen gut tun.
- Lachen oder lächeln Sie – ob mit Grund oder ohne: es erhellt Ihr Gemüt. Ganz nach dem Motto von Charlie Chaplin: *„Ein Tag ohne Lächeln ist ein verlorener Tag."*
- Bringen Sie im Stationszimmer eine Glückstafel oder einfach einen großen Zeichenblock an, auf den jeder in seiner Pause schreibt oder malt, was sie gerade freut oder wofür er dankbar ist; das lenkt die Aufmerksamkeit auf Positives.
- Überlegen Sie, wie Sie sich nach Dienstschluss eine Freude machen könne; alleine die Vor-Freude stimmt sie schon jetzt glücklich.
- Kreieren Sie mindestens einmal pro Schicht eine „Hygge-Pause" von 10–15 min; und ob Sie im Wechsel dafür etwas backen, oder jeder den anderen mal seine Lieblingsmusik vorspielt, Sie gemeinsam einen Obstsalat schnibbeln oder ein Brainstorming zum Thema nächstes Teamevent machen oder neue Teesorten in einer kleinen Teeverkostung probieren; spüren Sie in sich hinein, was genau Ihnen gut tut.

Neben diesen kleinen spontanen Ideen und Vorschlägen ist es durchaus denk- und realisierbar, in Abstimmung mit den Vorgesetzten oder Geschäftsleitung ein bis zweimal pro Jahr „Vision-Meetings" einzuberufen, also gemeinsame Teamtreffen, in denen in 30 bis 60 min gemeinsam ein „Visionboard" erstellt wird unter der Fragestellung wie die Arbeit und die Dienstzeit hyggeliger gestaltet werden kann. Diese Sammlung, die im Laufe des Jahres immer weiter ergänzt werden kann, kann als Ideensammlung und Anregung auch für stressige Zeiten dienen.

Wenn Sie trotz aller Resilienz- und Humorstrategien mal in Stress geraten und merken, dass Sie sich gerade nicht wohl fühlen, dann machen Sie einfach eine der drei kurzen Entspannungsübungen, auch Business-Relaxing genannt.

■ Übung 1: Sauerstofftankstelle Bauchatmung

Diese Atemübung stammt aus der Yoga-Praxis, aber sie ist auch leicht anwendbar, wenn Sie Yoga nicht praktizieren. Sie entspricht nämlich unserer natürlichen Atmung, die wir leider verlernt haben. Und sie fördert die Versorgung des Körpers und Geistes mit einer extra Portion Sauerstoff, ent-stresst und bringt Sie wieder in Balance: Setzen Sie sich entspannt, aber aufrecht auf einen Stuhl oder stellen sich aufrecht mit geradem Rücken hin, schließen die Augen und atmen langsam und tief in den Bauch. Forcieren Sie nichts, sondern lassen den Atem einfach tief in den Bauch hineinströmen. Der Brustkorb bleibt nahezu unbeteiligt. Wenn wir angespannt oder gestresst sind, atmen wir oft nur in den Brustkorb und verkürzen so den natürlichen Atemfluss, was weitere Anspannung erzeugt.

Sie können auch eine Hand auf den Bauch legen, um sich noch besser auf die tiefe Atmung zu konzentrieren und zu spüren, wie sich die Bauchdecke hebt und senkt. Wenn Sie diese Atemübung regelmäßig praktizieren, stellt sich automatisch die körperliche und geistige Entspannung ein, wenn Sie nur daran denken.

■ Übung 2: Für einen entspannten Nacken

Diese Übung eignet sich vor allem für alle, die stundenlang mit rundem Rücken und angespannten Schultern schief und krumm vor dem Bildschirm sitzen. Sie sollten die Übung im Stehen praktizieren.

Richten Sie Ihre Wirbelsäule auf, stellen die Füße parallel und hüftbreit auseinander. Beugen Sie die Knie ein wenig und bringen die Hüften in eine gerade Position. Finden Sie eine aufrechte Haltung. Die Arme hängen locker nach unten. Lassen Sie nun den Kopf Richtung rechte Schulter sinken. Ziehen Sie gleichzeitig sanft die linke Hand Richtung Boden. Spüren Sie die Dehnung an der linken Halsseite? Atmen Sie in die Dehnung hinein soweit wie es sich angenehm anfühlt. Lösen Sie die linke Hand und bringen den Kopf wieder zur Mitte. Nun ist die andere Seite dran: Kopf mit dem Ohr zur linken Schulter und die rechte Hand nach unten ziehen. Halten Sie auch hier die Dehnung für 10 Sekunden und atmen dabei tief und gleichmäßig.

Nachdem Sie den Kopf wieder zur Mitte gebracht haben und in der Ausgangsposition stehen, ziehen Sie mit dem Einatmen beide Schultern gleichzeitig so weit wie möglich zu den Ohren. Halten Sie die Schultern einige Sekunden, atmen dabei entspannt weiter. Mit einem Ausatmen lassen Sie die Schultern nach unten fallen. Wiederholen Sie dies nun etwa 5 bis 6 Mal. Abschließend können Sie 2 bis 3 Mal die Schultern nach hinten und vorne kreisen. Diese Übungen dehnen die Nackenmuskulatur.

■ Übung 3: Augen entspannen

Eine ganz einfache schnelle Übung, die Augen und damit auch den Geist zu entspannen besteht darin, auf eine grüne Farbfläche zu blicken, denn Grün ist nicht nur die Farbe der Natur, Grün steht für Ausgleich, Ruhe, Harmonie. Wir verbinden Grün mit dem Frühling, mit fruchtbaren Wiesen und Wäldern und mit Wachstum. Es ist eine neutrale Farbe, die beruhigend auf unseren ganzen Organismus wirkt, ohne zu ermüden. In der Farbtherapie wird Grün die Wirkung zugeschrieben den Rhythmus von Herz und Nieren auszubalancieren. Ob Sie einen grünen Bogen Papier nehmen oder einfach aus dem Fenster in die Natur schauen, ist Ihnen überlassen.

Folgende weitere kleine Übung entspannt die Augenmuskeln und kann sogar Kopfschmerzen vorbeugen. Üben Sie im Stehen oder Sitzen. Halten Sie während der folgenden Übungen die Wirbelsäule aufgerichtet und Nacken und Kopf gerade, jedoch entspannt. Schließen Sie zuerst kurz die Augen und atmen ruhig. Öffnen Sie nun die Augen und schauen geradeaus. Blicken Sie dann mit beiden Augen nach rechts, anschließend nach links, jeweils ohne den Kopf zu drehen. Wiederholen Sie dies etwa 5 Mal je Seite im Wechsel. Schließen Sie die Augen für einige Sekunden. Öffnen Sie sie wieder, blicken nun abwechselnd nach oben und unten (ebenfalls etwa 5 Mal je Richtung). Danach schließen Sie die Augen wieder für einige Sekunden. Nun folgen die Blickrichtungen rechts oben und links unten sowie links oben und rechts unten, ebenfalls je 5 Mal im Wechsel.

Schließen Sie die Augen. Legen Sie die Handinnenflächen aneinander und reiben sie ein paar Sekunden bis sie warm werden. Legen Sie dann die Hände leicht gewölbt über die Augen. Das sogenannte „Palmieren“ entspannt die Augen durch die Dunkelheit und Wärme.

Praxistipp

Führen Sie täglich eine kurze Entspannungsübung durch.

Wenn Sie diese Körperwahrnehmungen fokussiert durchführen, fühlen Sie sich anschließend frisch und können mit neuer Energie ans Werk gehen, als wären Sie kurz „weg“ gewesen.

Fazit

Gesunde stabile Teams zählen heute im Gesundheitswesen zu den entscheidenden Erfolgsfaktoren. Eine Vielzahl an Studien und Fachartikeln bestätigt immer wieder, dass Menschen, die in einem funktionierenden Team arbeiten, verantwortungsvoller, motivierter und kreativer sind. Sie erleben die Vorteile einer engen und vertrauensvollen Zusammenarbeit. Ob in Krankenhäusern, Arztpraxen, Pflegeeinrichtungen oder ambulanten Teams, eine gute Teamarbeit führt zu mehr Zufriedenheit, Glück und weniger Krankentagen.

Bei allen genannten Tipps, Übungen und Anregungen: das Wichtigste ist hier nicht das Verstehen, sondern das Anwenden. Es geht nicht um Know-how sondern um Do-how. Suchen Sie sich pro Tag oder pro Woche Ihre Lieblingsübung oder den Tipp raus, der Sie am meisten anspricht bzw. den Sie am besten sofort in Ihrem Job umsetzen können und probieren Sie verschiedene Dinge mit den Kollegen und dem Team aus. Sie werden staunen, wie hyggelig Sie es sich machen können, wenn Sie denn wollen.

Literatur

Akerstrom LA (2017) In der Mitte liegt das Glück. Knesebeck, München

Fischer A (2019) Glücklich im Job mit Hygge – die dänische Glücksphilosophie im Beruf. Springer, Heidelberg

Hofmann C (2018) Resilienz; so trainierst du deine seelische Widerstandsfähigkeit. ► https://utopia.de/ratgeber/resilienz-so-trainierst-du-deine-seelische-widerstandsfaehigkeit/. Zugegriffen: 30. Nov. 2018

Masemann S, Messer B (2010) 100 Tipps für Ihr Pflegeteam. Schlütersche Verlagsgesellschaft, Hannover

Prehm M (2018) Pflege deinen Humor. Springer, Heidelberg

Van den Boom M (2015) Wo geht's denn hier zum Glück? Meine Reise durch die 13 glücklichsten Länder der Welt und was wir von Ihnen lernen können. Krüger-Verlag, Frankfurt a. M.

Führung und Unternehmenskultur

A. Fischer, *Hygge in der Pflege*, Top im Gesundheitsjob,
https://doi.org/10.1007/978-3-662-59050-8_7

Es gibt deutliche Unterschiede in der Führungs- und Unternehmenskultur zwischen Deutschland und Dänemark. Diese führen zu einer völlig unterschiedlichen Arbeitsatmosphäre und einem anderen Miteinander. Viele dieser Unterschiede birgen Ansätze, durch die sich deutsche Führungskräfte von ihren dänischen Nachbarn inspirieren lassen können.

Abgesehen von der Du- statt der Sie-Ansprache und dem informellen Kleidungsstil gibt es in Dänemark folgende typische Aspekte: flache Hierarchien, gemeinsame Entscheidungen, Konsens-Kultur und der Blick auf den Menschen als Ganzes; nicht nur auf seine Arbeitskraft. Eine leise Wendung in diese Richtung ist in den letzten Jahren auch in einigen Unternehmen und Einrichtungen in Deutschland bemerkbar. Neben allen Digitalisierungs-, Produktivitäts- und Effizienz-Bestrebungen wird Unternehmen die Bedeutung des Menschen – vor allem im Dienstleistungs-Sektor – immer bewusster. Die meisten wissen, dass der einzelne Mitarbeiter in seiner Ganzheit ein Gewinn für jedes Unternehmen ist – insbesondere in Zeiten akuten Fachkräftemangels – und auch maßgeblich zu diesem beiträgt, doch zum Teil ist nicht bekannt, wie diese Erkenntnis in die Praxis umgesetzt werden kann. Einige wertvolle Ansätze gibt die gelebte Hygge-Philosophie, deren wesentliche Aspekte zum Thema Führung im folgenden konkretisiert werden. Denn die Dänen leben uns vor wie es geht: sowohl im Wohlfühlen à la Hygge, als auch mit ganz konkreten Ansätzen in der Führungsarbeit.

7.1 Glücks- und gesundheitsförderliche Arbeitskultur: der Mensch im Fokus

Die Grundlage dafür, dass es den Mitarbeitern in ihrem Unternehmen, ihrer Einrichtung gut geht, ist zunächst das eigene persönliche Glück, also auch das der Führungskräfte. Das Bewusstsein, dass jeder einzelne Mensch authentisch, menschlich und durchaus auch mit Fehlern versehen sich im Arbeitsumfeld zeigen darf, ist die Grundlage guter Führungsarbeit. Das heißt, bevor eine Führungskraft etwas „tut" oder verschiedene Führungsstrategien und -taktiken anwendet, sollte sie sich über ihre eigenen Verhaltens-, Gefühls- und Kommunikationsweisen im Klaren sein.

Praxistipp

Um eine gute Führungskraft zu sein, ist es wichtig, sich selber mit seinen Stärken und Schwächen zu reflektieren und akzeptieren.

Eine Führungskraft, die sich selber nicht mit allem akzeptiert wer sie ist und was sie hat, wird dies auch schwerlich mit den Mitarbeitern tun. Es fängt also mit der Frage an, warum eine Führungskraft eine Führungskraft sein will. Was sind die

Beweggründe, was ist das Gefühl dazu und was soll erreicht werden. Der persönlichen Zielfindung fällt dabei eine große Bedeutung zu, denn jeder Mensch braucht ein Lebensziel um überhaupt glücklich zu werden. Falsch verstanden wird dabei oft, dass das Ziel etwas Erstrebenswertes in der Zukunft liegendes ist, das – sobald man es erreicht hat – glücklich macht. Doch alle, die ein Ausbildungsziel, ein finanzielles Ziel, ein sportliches Ziel erreicht haben, werden bestätigen können, dass das große Glück danach nicht eintritt. Es ist neben dem Erreichen des selbstbestimmten Ziels noch viel entscheidender den Weg dorthin, als den Prozess an sich, den Zustand des Gehens, das Wahrnehmen des Jetzt zu genießen und sich daran zu erfreuen.

Dafür braucht es dreierlei (vgl. Ben-Shahar 2007):

- **Hohe innere Bedeutsamkeit des Ziels:** Menschen, die sich dafür entscheiden, in der Pflege zu arbeiten (siehe ► Kap. 2) haben meist als inneres bedeutsames Ziel andere Menschen zu heilen und ihnen zu helfen. Und zwar Tag und für Tag und immer wieder aufs Neue. Hier liegt das Ziel im täglichen Tun und der Erfüllung dessen, was man selber als sinnhaft ansieht.
- **Einbringen der eigenen Stärken:** es ist bekannt wie wichtig es ist (sowohl als Mitarbeiter als auch als Führungskraft) nicht auf die Schwächen und Fehler von Mitarbeitern zu schauen, sondern deren Stärken zu fokussieren und zu stärken. Wenn wir täglich unsere Stärken leben können, fördern wir damit unsere Potentiale. Die regelmäßige Fokussierung auf die eigenen Stärken steigern zudem das eigene Wohlbefinden, also den Hygge-Faktor.
- **Spaßfaktor:** Auch wenn immer noch in vielen Bereichen die Meinung vorherrschend ist, Arbeit müsse hart, auslaugend und zermürbend sein, so ist bewiesen, dass ertragenes Leid weder zu eigenem Glücksempfinden noch zu nachhaltigem Erfolg führt. Hart arbeiten ist heutzutage nicht mehr schick, sondern dumm. Wir dürfen wahrnehmen und akzeptieren, dass unser Lebensweg uns Spaß und Freude bereiten darf;

das wiederum wird in unserem Kopf, unserer Denkrichtung und inneren Haltung entschieden. Oder wie Henry Ford sagte: *„Egal ob du denkst, du schaffst es oder nicht – du hast recht.“*

In der Schnittmenge von Bedeutsamkeit, der Einbringung eigener Stärken und den Tätigkeiten, die uns Spaß machen, liegen unsere individuellen selbstbestimmten Ziele (◘ Abb. 7.1). Bilden diese die Grundlage uns dementsprechend auch unseren Beruf und unseren Arbeitgeber auszuwählen, tun wir uns selber und unserem beruflichen Umfeld sehr viel Gutes.

» *„Das Leben ist zu kurz, um das zu tun, was ich tun müsste, es ist gerade lang genug, das zu tun, was ich tun will“* (Ben-Shahar).

Studierende und ausgebildete Fachkräfte der heutigen Generation Y, die sich nach ihrer Ausbildung heute für einen Job

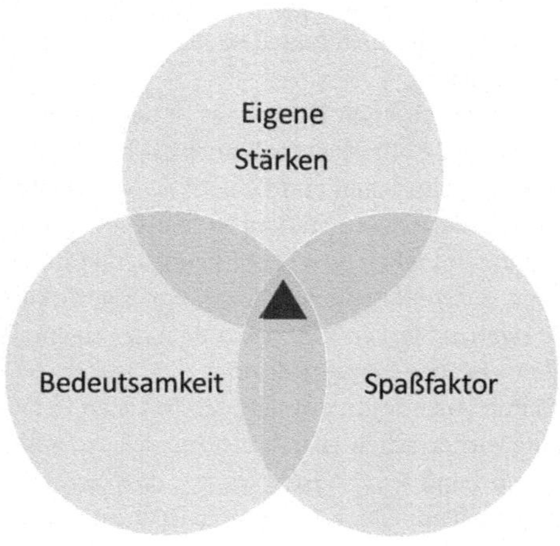

◘ **Abb. 7.1** Wie wir unsere Ziele finden! (Schaubild in Anlehnung an Ben Shahar aus Haas 2015)

bewerben, bewerten die folgenden Kriterien höher als frühere Generationen (vgl. Huber und Rauch 2013):

- Sinnhaftigkeit der eigenen Arbeit,
- Selbstverwirklichung
- Vereinbarkeit von Beruf und Privatleben.

Besonders durch den hohen Fachkräftemangel wie in der Pflege-Branche, der sich durch den demographischen Wandel immer weiter verschärft, gewinnen diese Werte immer mehr an Bedeutung.

Praxistipp

Sehen Sie Ihre Mitarbeiter als ganze Menschen und interessieren Sie sich für Ihre wertvollen Besonderheiten.

Sobald die Führungskraft selber einen gewissen Grad an Reflexion hat, kann sie diesen auch für ihre Mitarbeiter und Kollegen einsetzen. So wird in Dänemark der Mitarbeiter nie nur in seiner Rolle als arbeitende Person gesehen, sondern in seiner Ganzheit, also auch seine Hobbies, seine familiäre Situation, etc. Es geht nicht darum, alle Privatangelegenheiten aller Mitarbeiter zu kennen und zu betrachten, sondern es geht um das Wissen, dass die Leistung des Mitarbeiters in der Einrichtung deutlich erschwert wird, wenn diese private Ebene nicht harmoniert mit dem was der Mitarbeiter von seinem Sein, seinen Stärken und seinem Spaßfaktor her ist. Es geht um ein Interesse auch der privaten Themen des Mitarbeiters einfach aus dem Grunde, dass dieser sich ganzheitlich wahr- und ernst genommen fühlt.

In Dänemark ist es üblich, sowohl den Mitarbeiter in ihrem ganzen Sein miteinzubinden in wichtige Entscheidungen und Projekte genauso wie dafür zu sorgen, dass er ohne Überstunden und mit flexiblen Arbeitsbedingungen sein Leben genießen kann.

Es ist auch Ihre Aufgabe als Unternehmer oder Führungskraft sich um die physische Gesundheit aller Mitarbeitenden am Arbeitsplatz zu kümmern.

Um weitere wichtige Aspekte für das gesundheitsfördernde Arbeiten zu konkretisieren, macht es Sinn hier noch einmal die Bedürfnispyramide von Maslow (siehe ▶ Kap. 4) zu betrachten. Auf der Ebene der physiologischen Grundbedürfnisse ist es eine Basisaufgabe von Unternehmens- und Führungsseite, dafür zu sorgen, dass alle Mitarbeiter ihre Gesundheit an ihrem Arbeitsplatz erhalten und sogar fördern können. Hierzu gehören: Bürostühle, bei denen die Höhe, die Armlehnen, die Rückenlehnen sowie die Sitzfläche verstellt werden können. Des weiteren Schreibtische, die als Steh- und als Sitzschreibtisch leicht und schnell eingestellt werden können, um so mehrmals täglich die eigene Arbeitsposition zu verändern. Auch die augen- und rückenschonende Anbringung des Bildschirms sowie der Tastatur sollte berücksichtigt werden. Die richtige Ernährung und Beleuchtung sowieso.

In der Pflege kommt noch ein ganz entscheidender Faktor hinzu, der der Hebeleistung. In vielen Branchen gibt es Obergrenzen für die physische Belastung, wenn es um das Anheben und Tragen von Dingen geht. Laut der Lastenhandhabungsverordnung (LasthandhabV) als Grundvorgabe für die Arbeit mit Lasten ist vorgeschrieben, dass die empfohlene Grenzhublast bei gelegentlichem Heben und Tragen für erwachsene Männer 45 kg und für erwachsene Frauen 15 kg beträgt; bei häufigem Heben und Tragen bei Männern 25 kg und bei Frauen 10 kg.

Hier ist es Aufgabe der Unternehmensleitung für die Mitarbeiter der Pflege sinnvolle Hilfsmittel, wie geeignete Decken-Lifter-Installationen zur Verfügung zu stellen. Diese Vorrichtungen sollten Standard sein und jederzeit mit dem dazugehörigen Hebe-Zubehör nutzbar sein. Diese können übrigens auch für die häusliche Pflege mit den Krankenkassen oder den Institutionen verhandelt werden. In Dänemark wie auch weiteren europäischen Ländern gehört es verpflichtend zur Basisausstattung einer Gesundheitseinrichtung. Nicht nur die Mitarbeiter, sondern auch die Patienten/Bewohner selber sehen dies als absolute Erleichterung an, denn sie gewinnen Zeit und Entspannung für Zuwendung und Pflege.

Praxistipps

Ermöglichen Sie Ihren Mitarbeitern Bewegungsangebote während der Arbeit.

In deutschen Unternehmen sieht es zum Großteil sehr schlecht aus, wenn es um die Möglichkeiten für Mitarbeiter geht, sich während der Arbeitszeit regelmäßig und angemessen zu bewegen. Was es häufig gibt, neben der Möglichkeit eines Mittags-Spazierganges sind vergünstigte Mitgliedschaften für benachbarte Fitness-Studios, aber das war es dann auch schon. Dabei gibt es gerade im Gesundheitswesen so viele Angebote, die eh schon da sind; zunächst zwar für die Patienten bzw. Bewohner, aber warum sollten bzw. dürften die Mitarbeiter diese Möglichkeiten nicht auch nutzen? Am Beispiel einer Gesundheitseinrichtung ließen sich hier tolle Synergien nutzen:

- Die angestellten Pflegekräfte können an den Rücken-, Bewegungs-, Mobilisations-Kursen gemeinsam mit den Patienten/Bewohnern teilnehmen.
- Die Entspannungsübungen wie Autogenes Training, Yoga, Pilates, Meditationen etc. können von allen genutzt werden.
- Das Physiotherapie- und Massageangebot kann ebenfalls von allen genutzt werden.

- Fitnessräumlichkeiten oder auch Schwimmbäder sollten ebenfalls für alle offen sein.
- Warum nicht ein Bett in einem freien Patientenzimmer für Mitarbeiter zum 10–15 minütigen Ablegen oder Powernapp nutzen?

Dies nur ein paar Beispiele wie die Mitarbeiter physisch entlastet werden könnten und wie mit sogenannten Eh-da-Kosten (also Kosten, die eh da sind) ein deutlicher Mehrwert generiert werden kann. Dafür müssten Grenzen in der Nutzung und im Kopf gelöst werden, aber es hätte für alle Beteiligten einen positiven Nutzen. Ziel ist es die körperlichen Belastungen bei der Arbeit zu mindern und gleichzeitig die Leistungs- und Wohlfühlmöglichkeiten des Menschen zu verbessern.

Praxistipp

Denken Sie öfter mal im „wir" statt im „ich" und treffen Entscheidungen im Konsens.

Ein sehr deutlicher Unterschied zwischen den Dänen und den Deutschen ist, dass in Skandinavien das Denken der Gesellschaft gemeinschaftsorientiert ist. Das gemeinsame Erreichen von Zielen und Abarbeiten von Aufgaben steht dort im Fokus. Und jeder ist eingeladen, seine Meinung zu sagen und seine Ideen mit einzubringen. Die Deutschen sind es demgegenüber gewohnt, dass es klare meist von oben gesteuerte sachlich argumentierte Entscheidungen gibt. „So wird das gemacht; keine Diskussion." So einen Satz werden Sie in Dänemark nicht hören. In der dänischen Kultur hat oberste Priorität, dass alle am Entscheidungsprozess Beteiligten sich wohl fühlen mit der Entscheidung; hyggelig eben. Es wird auch sehr klar diskutiert, aber es wird fast immer eine Entscheidung im Konsens getroffen. Und wenn dies mal nicht möglich sein sollte, dann wird zumindest darauf geschaut, was jeder Einzelne braucht, um die Entscheidung mitzugehen und sich gut damit zu fühlen. Es geht ums Gefühl neben allen Gedanken, Strategien und Fakten. Entscheidungsprozesse sollten also wertschätzend und einem gesunden Miteinander getroffen werden, wenn man Hygge am Arbeitsplatz wie in Dänemark leben möchte.

» „Um etwas leisten zu können, muss jeder seine Tätigkeit für wichtig und gut halten." (Leo N. Tolstoi)

7.2 Unternehmen als lebendige Systeme

Dass Unternehmen heutzutage und in Zukunft nicht mehr als funktionierende Maschinen, in denen jeder Mitarbeiter ein kleines Rädchen ist, angesehen werden, sondern vielmehr als wachsende Organisationen, ist spätestens seit Frederic Lalouxs Buch „Reinventing Organizations" bekannt. Hier wird dargelegt wie drei maßgebliche Prinzipien die Führung in Unternehmen verändern sollten:

- **Selbstführung:** *evolutionäre Organisationen haben herausgefunden, wie sie ihre Strukturen von hierarchischen, bürokratischen Pyramiden hin zu wirkungsvollen und fluiden Systemen verteilter Autorität und kollektiver Intelligenz verändern können.*
- **Ganzheit:** *Organisationen waren immer Orte, an denen man Menschen nahegebracht hat, sich nur mit einem begrenzten „professionellen" Selbst zu zeigen. Evolutionäre Organisationen haben verschiedene Praktiken entwickelt, durch die wir unsere Masken abnehmen, unsere innere Ganzheit wiedererlangen und unser ganzes Selbst in die Arbeit einbringen können.*
- **Evolutionärer Sinn:** *Evolutionäre Organisationen werden als Wesen gesehen, die ein Eigenleben und eine eigene Richtung*

haben. Statt die Zukunft vorherzusagen und zu kontrollieren, werden die Mitglieder der Organisationen eingeladen, darauf zu horchen und zu verstehen, was die Organisation werden, in welche Richtung sie sich entwickeln will.
(Laloux 2016)

Diese drei Bestrebungen stehen ganz nah an der dänischen Unternehmenskultur und Lebensphilosophie von Hygge, in der es darum geht, für alle Beteiligten eine viel natürlichere, glücklichere und damit erfolgreichere Arbeits- und Führungskultur zu schaffen. In der Arbeitswelt der Zukunft ist die Prämisse des höher – schneller – weiter out, stattdessen geht es um Sinn und Integrität im Arbeitsleben jeden einzelnen Menschen. Nicht mehr planen – ausführen – kontrollieren sind die vorherrschenden Tätigkeiten, sondern einladen und Impulse zur Selbstorganisation geben, sind die Erfolgsgaranten von heute und morgen. Es geht um eine neue innere Haltung, für die der dänische Hygge-Ansatz eine gute Inspirations-Quelle für ein besseres Arbeitsleben sein kann.

» „Das Wohl dieser Welt liegt in einer neuen Gesinnung, nicht in neuen Managementmethoden" (Albert Schweitzer).

Es handelt sich nicht um einen 3-Punkte-Plan, den es umzusetzen gilt, damit alle glücklich sind. Es gibt jedoch verschiedene Trends und Bereiche, die es in der Unternehmens- und Führungskultur zu reflektieren gilt. Entscheidend ist vor allem eine neue Denkhaltung, eine neue Weltanschauung von Leben und Arbeiten hin zu einer Vision „for a better working life".

Praxistipp

Testen Sie flache Hierarchien mit autonomen sich selbst organisierten Arbeitsgruppen in Ihren Teams aus.

In dem Maße in dem die Komplexität der vernetzten Arbeitswelt steigt, wächst auch die Autonomie am Arbeitsplatz. Die bisherigen Hierarchien und Berichtslinien braucht es nicht. Stattdessen stehen selbstbestimmte Teams auf dem Programm, die mit wechselnder Verantwortung die jeweiligen Projekte zum Erfolg führen. Damit bekommt jeder Einzelne sowie das gesamte Team mehr Verantwortung sowie mehr Einfluss und kann sich mit seinen Stärken einbringen. Die Führungsrolle wird somit jedoch nicht komplett abgeschafft, sondern neu definiert, so dass sie vielmehr als Coach und interner Dienstleister für die Teams agiert. Flache Hierarchien wie in Dänemark üblich, schaffen somit Raum für eine Atmosphäre des gemeinsamen Gestaltens.

Flache Hierarchien ist ein Begriff, der auch in Deutschland seit einigen Jahren kursiert. Doch oftmals gibt es Ängste vor Kontrollverlust seitens der Unternehmensführung oder mangelnder Verantwortungsbereitschaft seitens der Mitarbeiter. Dabei ist es genau das, was das Arbeiten so erfolgreich sein lässt. Freiheit und Vertrauen lauten die Stichworte, mit denen in Dänemark davon ausgegangen wird, dass Mitarbeiter ihr bestes geben, um die gemeinsamen Ziele zu erreichen. Der Weg dorthin ist ihnen freigestellt.

Das Ablösen von klassischen pyramidalen Strukturen, wie es in Schweden und Dänemark üblich ist, ermöglicht einen Führungsstil, der wiederum einen direkteren Umgang mit dem höheren Management möglich macht. Es mag zuweilen anstrengend sein, sich mit den Besonderheiten des Einzelnen auseinanderzusetzen, aber es lohnt sich; der Lohn dafür ist Ausgeglichenheit, Gemeinschaftsgefühl und Harmonie – Hygge also.

Bei allen Meetings wird auch immer dafür gesorgt, dass genügend Zeit für möglichen weiteren Gesprächsbedarf eingeplant wird. Gerne führt man Gespräche in einem Café oder Restaurant mit entsprechender kulinarischer Untermalung. Selbst Besprechungen im Büro werden mit einer Auswahl an Tee, Kaffee, Säften und idealerweise Selbstgebackenem abgehalten; egal ob herzhafte Smörrebröds oder Kekse bzw. Kuchen; es ist wichtig, auch im Sitzungsraum für Genuss zu sorgen. Es ist wichtig, sich als Unternehmer auch um das leibliche Wohl seiner Mitarbeiter zu kümmern. Und wenn in einem Unternehmen erwartet wird, dass die Arbeit gut erledigt wird, müssen die Mitarbeiter auch gut versorgt werden.

Praxistipp

Lassen Sie Ihre Mitarbeiter Ihre individuellen Potentiale entfalten – Fehler sind erlaubt!

Vielleicht mag es auch mit der grundlegenden Risikofreude der Dänen liegen, dass sie nicht wie die Deutschen alles kontrollieren müssen. Wenn man die Mitarbeiter sich entfalten lässt, können großartige Dinge dabei zum Vorschein kommen. Es geht also nicht um die Nutzung der Ressourcen der Mitarbeiter, wie es lange in Unternehmen praktiziert wurde. Die Blickrichtung geht in Richtung des Potentials, das jeder Mensch in sein Unternehmen einbringen kann und will. Wie auch die aktuelle Hirnforschung in Deutschland belegt ist es für unsere Gesellschaft unabdingbar, Menschen zu Subjekten zu machen und mitgestalten zu lassen statt als Objekt etwas vorgegebenes ausführen zu lassen.

Es geht darum

> „… das Zusammenleben der Menschen so zu gestalten, dass sich jeder Einzelne eingeladen, ermutigt und inspiriert fühlt, seine Talente und Begabungen, also seine Potenziale zu entfalten." (Purps-Pardigol 2015).

So ist die Führung und Unternehmenskultur in Dänemark so gestaltet, dass die Mitarbeiter mit ihren Ideen, ihrer Freude und einem authentischen Miteinander lebendig sein können. Eine gelebte Fehlerkultur ist ein ganz besonderer Aspekt, den es in

Deutschland in den Unternehmen weiter auszubauen gilt. Denn ein Mitarbeiter wird sich erst dann mit all seinen Stärken und auch Schwächen einbringen, wenn er darauf vertrauen kann, dass er auch Fehler machen kann. In Dänemark ist es schlicht menschlich und normal, Fehler zu machen. Es wird gewertet als eine Abweichung von dem, was eigentlich geplant war und gleichzeitig eine Chance auf eine Lernerfahrung und vielleicht sogar auf etwas Neues. Und das Vertrauen auf diese Chancen schafft bei der gesamten Belegschaft auch die Bereitschaft zur Übernahme von Verantwortung, was wiederum der größte Segen für jedes Unternehmen ist.

Entgrenzung von Arbeitszeit und Freizeit ist ein weiteres wichtiges und auch in Deutschland hoch aktuelles Thema, denn der Trend geht zu etwas was lange Zeit absolut negiert wurde: Arbeit und Freizeit dürfen sich überlappen und vermischen.

In Dänemark werden Mitarbeiter die ständig Überstunden machen, sehr kritisch betrachtet. Gemäß der 3 × 8 Methode (siehe ▶ Kap. 3), darf jeder Mensch die selbe Zeit, die er für die Arbeit verbringt, auch für seine Freizeit gestalten. Gleichzeitig belegen aktuelle Studienergebnisse wie zum Beispiel vom deutschen Institut für die Zukunft der Arbeit (IZA, ▶ www.iza.org), dass die strikte Trennung in Work-Life-Balance völlig veraltet ist. Die Kombination sowie Vermischung von Freizeit und Arbeitszeit ist das, was die Menschen glücklich und zufrieden sein lässt. Durch die Digitalisierung, der Möglichkeit zu mobilen Arbeitsplätzen sowie einer agilen Führungskultur ist das Zentrum, um das sich alles dreht: der Mensch. Der Mensch in seiner Ganzheit ist das Maß der Dinge. Und im besten Fall schafft man es sogar, dass sich Arbeit nicht wie Arbeit, sondern wie Freizeit anfühlt.

In Dänemark ist es üblich, dass Mitarbeiter auch mal früher gehen, wenn sie Termine mit ihren Kindern oder Eltern haben. Und gleichzeitig ist es eine Frage von Selbstbestimmtheit, auch abends oder sogar am Wochenende nochmal für eine Stunde in die Mails zu schauen. Die strikte Trennung von Arbeitszeit und

Freizeit ist nicht natürlich und auch nicht gesund; die Gewichtung dass die Arbeit nicht zu viel Raum im Leben einnehmen darf, ist entscheidend. Wie diese beiden Aspekte durchmischt werden, kann gut individuell und im Rahmen der Bedürfnisse des Unternehmens und der Mitarbeiter gelebt werden.

Praxistipp

Schaffen Sie für und mit Ihren Mitarbeitern eine Arbeitsatmosphäre „Workplace-Wellbeing", in dem sich alle wohl fühlen und gerne zur Arbeit kommen.

Dieser Part von BusinessHygge ist ein absoluter Trend, den es auch in deutschen Unternehmen zu adaptieren gilt. Es ist bekannt, dass eine pure Leistungserbringung in sterilem Umfeld weder zu Freude noch zu Erfolg führt. Unternehmen in Deutschland dürfen somit mehr auf die menschlichen Bedürfnisse, also auch das emotionale, physische und mentale Wohlbefinden der Mitarbeiter fokussieren. Und genau darauf wird in Dänemark die Büroarchitektur, die Arbeitsplatzgestaltung, der Umgang sowie die Kommunikation miteinander sowie die Führungs- und Unternehmenskultur ausgerichtet, damit die Menschen gerne zur Arbeit kommen. Gesunde Arbeitnehmer, die sich wohl und gesehen fühlen, verbringen gerne Zeit für die Firma und sichern somit die Zukunft von Unternehmen.

Natürlich reicht es nicht aus um die Arbeitsatmosphäre zu verbessern den berüchtigten Tisch-Kicker in eine leere Ecke zu stellen; es geht vielmehr darum, gemeinsam mit der Belegschaft die Ideen und Vorschläge auszutauschen und umzusetzen, die für alle die passenden sind (siehe ► Kap. 4).

Praxistipp

Denken und kommunizieren Sie positiv. Die innere positive Haltung spiegelt sich in der Kommunikation wider.

Um Menschen erfolgreich zu führen – egal ob von oben oder als gleichwertiges Teammitglied –, bedarf es einer offenen Kommunikation. Es ist grundsätzlich wichtig, positiv über sich, die Kollegen und die anstehenden Aufgaben zu denken und sprechen. Achten Sie auf Ihre eigenen inneren Einstellungen und Glaubenssätze. Sie wirken häufig unbewusst, werden jedoch von außen wahrgenommen. So ist es auch wichtig, sich auf seinen Gesprächspartner so einzustellen, dass Sie ihm wirklich zuhören; aktiv zuhören. Das bedeutet, nachzufragen, das Gesagte kurz zusammenzufassen, die Emotionen des Gegenübers anzusprechen. Auch Fragetechniken sind wichtig, um Interesse zu zeigen. Oftmals wird in Unternehmen viel zu viel gesprochen und viel zu wenig zugehört. Die Beziehungsebene ist oftmals entscheidender als die Sachebene. Natürlich müssen Sie inhaltlich klar, verständlich und fachkompetent überzeugen, aber auch hier ist es wichtig, die angesprochenen Themen adressatengerecht für die jeweilige Mitarbeitergruppe bzw. das Projektteam so zu formulieren, dass diese sich verstanden und dort abgeholt fühlt, wo sie steht.

Damit ist wieder ein zentraler Wert von Hygge angesprochen: auch in der gemeinsamen Ebene der Kommunikation Gemeinschaft zu fühlen. Es ist bewiesen, dass die direkte gute Zusammenarbeit mit den Kollegen und im Team entscheidender ist als alle Anreizsysteme im Unternehmen.

» „Gute Vorgesetzte reden nicht über Probleme, sondern über Lösungen." (Siegfried Santura, dt. Ökonom und Autor).

Gerade bei jungen, unerfahrenen Mitarbeitern ist Feedback und Lob als Anerkennung und Motivation ein sehr wichtiger Bestandteil der täglichen Arbeitsbeziehung und gilt als ein entscheidender Baustein für die Motivation. Es ist bedeutsam, im Berufsalltag als Unternehmer, Führungskraft, Teammitglied in ständigem Gespräch mit seinen Kollegen und Mitarbeitern zu sein.

7.3 Veränderungen initiieren: Motivation versus Inspiration

Nehmen wir mal an, dass nun Unternehmer, Führungskräfte oder auch Mitarbeiter einige der genannten Ideen und Anregungen aus Dänemark als Veränderungen in ihrer Einrichtung einführen möchten. Wie bekommt man denn die Leitung oder die Belegschaft dazu, sich in eine bestimmte Richtung zu bewegen?

Es ist bekannt wie anstrengend es für Führungskräfte ist, wenn sie versuchen, ihre Mitarbeiter zu motivieren oder alternativ Konsequenzen anzudrohen. Der Erfolg der Veränderung seitens des Mitarbeiters hält meist nicht lange an. Diese enormen völlig überflüssigen Anstrengungen führen zu großen Energieverschwendungen bei den Führungskräften, Stress, Misserfolgen und Frust. Aus Sicht der Hirnforschung können wir das Verhalten von anderen Menschen nicht nachhaltig verändern, wenn wir mit Motivation, Belohnung oder Bestrafung agieren. Das woran man appellieren kann, ist die eigene Haltung, also den Teilbereich des Gehirns, den präfrontalen Kortex, in dem unsere Einstellungen gespeichert sind. Der Mensch kann sich nur selber ändern (wollen), wenn er für sich erkennt, dass eine neue Verhaltensweise für ihn persönlich vorteilhafter ist.

Das was eine Führungskraft tun kann, ist seine Mitarbeiter zu einer positiven Veränderung einzuladen, zu ermutigen oder inspirieren.

Dieser Spirit verbreitet sich nicht über die Hierarchie, sondern über begeisterte Menschen, die freiwillig in ihrem eigenen Sinn folgend, sich engagieren. In dem deutschen Film „Die stille Revolution" wird dies sehr eindrücklich dargestellt. Der Film zeigt im dokumentarischen Stil am Beispiel von der Hotelkette Upstalsboom, wie der Wandel von der Ressourcenausnutzung hin zur Potentialentfaltung gelingen kann. Er beleuchtet, wie das Thema „Kulturwandel in der Arbeitswelt" gesellschaftlich zu verankern ist und gibt dem Zuschauer individuelle Impulse und Mut, etwas zu verändern. Der Geschäftsführer formuliert ganz klar:

> » „Führung ist kein Privileg, sondern eine Dienstleistung" (Janssen 2016)

Eine gute Führungskraft zu sein, bedeutet nicht nur eine positive Haltung und ein klares Rollenbewusstsein, sondern auch eine Achtsamkeit für die eigene Authentizität und vielleicht sogar eine geforderte Emotionsregulierung. Es ist wichtig sich in seinem gesamten Menschsein als Vorbild zu zeigen – wohlgemerkt in aller Reflektion und Kommunikation. So ist eins der wichtigsten Aspekte einer guten Unternehmenskultur in Unternehmen und Einrichtungen (egal ob in kommunaler, konfessioneller oder privater Hand) eine richtig gut gelebte Feedback-Kultur.

Praxistipp

Leben Sie eine echte Feedback- und Fehlerkultur.

Dass ein Lob und positives Feedback des Vorgesetzten positiv wirkt, ist bekannt, doch was und wie genau sollte gelobt werden, damit es in Kongruenz mit den oben genannten positiven Aspekten steht. Oftmals werden Mitarbeiter für ein erreichtes Ziel bzw. Ergebnis gelobt. Viel wichtiger ist es aber sie für ihren Einsatz zu loben, denn dadurch kann das Potential des

Mitarbeiters weiter gefördert werden. Die gemeinsame Freude von Vorgesetztem und Mitarbeiter über diese Art des Lobens gibt zusätzliche Kraft für den gemeinsamen Arbeitsalltag.

Doch wie sollte man mit Fehlern umgehen? Ignorieren? Ansprechen? Vermeiden? Hierzu gibt es interessante Untersuchungen. Diese weisen auf, dass nicht die Anzahl von Fehlern entscheidend ist, sondern die Art damit umzugehen bzw. diese zu kommunizieren. Es stellte sich heraus, dass gute Teams nicht mehr Fehler machten, jedoch häufiger und deutlicher darüber sprachen. Das Wissen über die unterlaufenen Fehler half jedem Teammitglied zu verstehen was passiert ist und wie dies in Zukunft vermieden werden kann. Wichtig ist hierbei natürlich, dass niemand Angst hat vor individuellen Konsequenzen. Der offene Umgang mit Fehlern setzt eine Arbeitsatmosphäre voraus, die von Vertrauen, Offenheit und Wertschätzung geprägt ist. Und diese gestaltet nicht zuletzt die Führungskraft sowie die Unternehmensleitung.

An dieser Stelle sei auf die Abgrenzung von Führung und Management hingewiesen. Während sich das Management vor allem auf Prozesse, Standards und Arbeitsabläufe fokussiert, ist es Aufgabe der Führungskraft auf die Menschen im Unternehmen einzuwirken. Natürlich bedingen sich beide gegenseitig.

> » „Führung funktioniert nicht ohne ein Management, in dem es klare Prozesse und Arbeitsabläufe gibt. Ebenso wenig funktioniert ein gut durchdachtes Management ohne dass die Mitarbeiter den Sinn erkennen und mit Begeisterung im Unternehmen arbeiten". (Haas O 2015)

Mitarbeiter wollen wahr- und ernst genommen werden. Das ist bekannt. Doch im Alltag in Deutschland sieht die Realität oft anders aus. Dienst nach Vorschrift ohne Gejammer ist oftmals das, was von den Mitarbeitern gefordert wird. Ausschlaggebend für das Wohlbefinden der Mitarbeiter sind laut der aktuellen Gallup-Studie (2017) das Verhalten der Vorgesetzten und der Unternehmensleitung. Sie sind der Analyse zufolge zu sehr auf die Schwächen ihrer Mitarbeiter fixiert, loben nicht ausreichend und nur unregelmäßig gute Leistungen und gehen in Mitarbeitergesprächen zu selten auf die individuellen Stärken und Fähigkeiten des Gegenübers ein – ganz gleich ob das Unternehmen noch hierarchisch oder in teilautonome Projektarbeiten mit wechselnden Führungspersonen organisiert ist. Auch hier können wir ein viel wertschätzenderes Umfeld erzeugen, wenn wir uns – jenseits allen Status und Berufsethos – von Mensch zu Mensch unterhalten; ob mit Du oder Sie.

Oftmals sind die jährlichen Mitarbeitergespräche der einzige Moment, in denen Lob und Feedback stattfindet. Zumindest hier sollte darauf geachtet werden, dass diese Gespräche keine lästige Pflichtaufgabe werden, sondern ein von Wertschätzung und positiver Haltung geprägten Austausch, in dem sich Mitarbeiter und Führungskraft ein konstruktives Feedback einholen und gemeinsam konkrete Maßnahmen besprechen. Auch hierbei ist es wichtig, dass Potential der Mitarbeiter im Fokus zu haben und nicht primär die Projekte und denen dann die Mitarbeiter entsprechend zuzuteilen, obwohl diese vielleicht weder über die Kompetenz noch den Spaßfaktor an den zu erledigenden Aufgaben verfügen.

Bei anonymen Mitarbeiterbefragungen quer durchs Unternehmen ist einerseits der Vorteil, dass anonym Feedback und offen Kritik geäußert werden kann; zum anderen ist es jedoch oft sehr unklar, was sich an konkreten Maßnahmen daraus ableiten lassen kann, wenn gar nicht klar ist, aus welchen Abteilungen oder von welchen Mitarbeitern das jeweilige Feedback kommt. Eine dritte aktuell sehr häufig verwendete Variante sind gemeinsame Workshops, in denen Führungskräfte und Mitarbeiter gemeinsam die Stärken und Schwächen der aktuellen Prozesse und des aktuellen Miteinanders reflektieren und gemeinsam Verbesserungen erarbeiten. Dadurch geben sich alle Beteiligten in die Mitverantwortung für die erarbeiteten Lösungen und gleichzeitig entstehen durch die Gruppendynamik ein

Wir-Gefühl und eine positive Gestaltungs-Stimmung, ganz im Sinne der Hygge-Philosophie.

Praxistipp

Stablisieren Sie das Vertrauensverhältnis im Team.

Das oben bereits erwähnte Thema Vertrauen ist bei der Teamarbeit und dem Erfolg des Miteinanders ganz entscheidend. In guten Teams gibt es viel weniger Stress oder Unbehagen und die Bereitschaft mal spontan einzuspringen ist meist hoch. Auch hier ist es wichtig, sich als Führungskraft an ein paar Faktoren zu orientieren, die das Vertrauensverhältnis stabilisieren bzw. noch weiter ausbauen wie z. B.:

- Offenheit und Transparenz
- Zuverlässiger Informationsfluss zu allen Beteiligten
- Zuhören und persönlichen Dingen und Einhalten der Verschwiegenheit
- Verzicht auf unangekündigte Nachkontrolle der Arbeit
- Gerüchte und deren Verbreitung strikt unterbinden
- Zusagen und Termine konsequent einhalten
- Anerkennung auch in kleinen Dingen aussprechen
- Bereitschaft zu den Mitarbeitenden zu stehen, sie zu stützen und zu fördern – auch in schwierigen Zeiten (vgl. Kämmer 2014)

Studien zeigen, dass sich eine Vertrauenskultur im Team positiv auswirkt auf die Stimmung sowie die Belastbarkeit des Einzelnen und des gesamten Teams. Nicht nur der Wohlfühlfaktor wird hier gesteigert, sondern auch die Zeitersparnis. Wenn alle gemeinsam an einem Strang ziehen und das auch noch in dieselbe Richtung, dann bedeutet dies für alle Aufwands-, Energie- und Stressreduktion.

Praxistipp

Führen Sie mit der Belegschaft gemeinsame BusinessHygge-Workshops durch.

Ganz im Sinne von Gemeinsamkeit, Inspiration und Gestaltung können in Abteilungen oder auch ganzen Einrichtungen gemeinsame Hygge-Workshops durchgeführt werden.

Egal ob Sie den Workshop selbst durchführen oder von einer erfahrenen Trainingsakademie moderieren lassen, wichtig ist es die Mitarbeiter mit ihrem Wissen und ihren Wünschen einzubeziehen, wenn es um die Einführung und Verankerung von einem besseren Arbeitsklima geht.

Hier ein Vorschlag für einen 6-stündigen Hygge-Workshop:

Wenn Sie die Belegschaft zu diesen Workshops einladen, tun Sie dies in wertschätzender positiver Sprache und laden Sie bereits an dieser Stelle alle ein, zum Gelingen aktiv beizutragen – der Kreativität sind hier keine Grenzen gesetzt (◘ Abb. 7.2).

Die Leitfragen bzw. Zielsetzungen könnten sein:

Was bedeutet Hygge und wo kommt es her?

Warum brauchen wir Hygge gerade jetzt so sehr?

Welche Verantwortung trägt jeder selbst?

Wie kann Hygge konkret Einzug im Arbeitsalltag halten?

Starten Sie Ihren Hygge-Workshop auf jeden Fall nicht wie üblich in dem kalten sterilen weißen Seminarraum mit leeren Tischen. Sorgen Sie bereits beim Reinkommen für eine hyggelige Atmosphäre. Die Teilnehmer sollen direkt merken, dass etwas anders ist. Sprechen Sie gerne alle Sinne an: Sorgen Sie

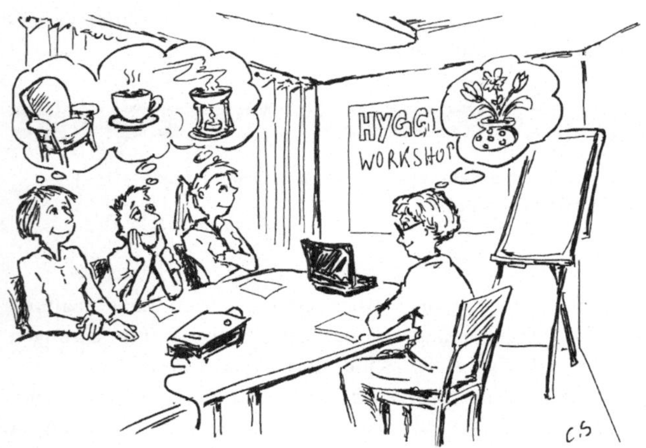

Abb. 7.2 Hygge-Workshop

für leckere Kekse, feines Obst und frischen Kaffee oder Tee, stellen Sie frische Blumen in die Mitte, lassen fröhliche oder entspannende Musik leise im Hintergrund laufen, legen Sie vielleicht auch Kissen und Decken bereit. Alles nicht viel Aufwand mit sehr großer positiver Wirkung.

Begrüßen Sie alle Teilnehmer individuell, freundlich und wertschätzend, fragen Sie kurz nach, wie es Ihrem Gegenüber geht und bieten ihm einen Platz und ein Getränk an. Auf die Gefahr hin, dass Sie irritierte Blicke für so viel Freundlichkeit ernten, freuen Sie sich auf mehr. Nach einem kurzen Intro über das Thema des Workshops bitten Sie die Teilnehmer, die sich vermutlich untereinander alle kennen, sich zu zweit zusammen zu tun und sich gegenseitig für je 2 min zu sagen, was sie an ihm mögen, wertschätzen, bewundern. Alleine diese kleine Übung wird die Stimmung im Raum für alle Beteiligten schon sehr hyggelig werden lassen.

Fragen Sie nach dieser ersten Übung nach, was die Teilnehmer bereits über das Thema Hygge wissen oder erlebt haben. Knüpfen Sie an dem an, was an Erfahrungen und Kenntnissen vorhanden ist und ergänzen die wichtigsten Aspekte zu Begriffsbedeutung, Herkunft, Verwendung, Ausgestaltung etc. Bringen Sie Bilder, Materialien, Accessoires etc. mit und zeigen Beispiele aus Dänemark.

Moderieren Sie anschließend eine Runde mit der gesamten Gruppe, wie sich die Mitarbeiter fühlen, wenn sie morgens aufstehen und an ihren Job denken und wenn sie im Büro ankommen. Regen Sie die Teilnehmer an, sich auszutauschen. Erwartungsgemäß werden auch negative Aspekte genannt werden. Wenn sich alle mitgeteilt und ausgetauscht haben, skizzieren Sie am Flipchart den Kreis der Einflussnahme und erläutern die Eigenverantwortung bezüglich der eigenen Denk-, Sicht- und Handlungsweise. Lassen Sie hierzu Beispiele aus dem Alltag nennen.

Nun können Sie arbeitsgleich oder arbeitsteilig in Gruppenarbeiten gehen:

Bei arbeitsgleichen Aufgaben teilen Sie die Teilnehmer nun in 3–4 Gruppen ein und geben Ihnen folgende gleiche Aufgaben: Was brauchen Sie um auf Ihrem Arbeitsplatz glücklicher und zufriedener zu sein? Was davon können Sie selbst umsetzen? Welche konkrete Unterstützung benötigen Sie von anderen? Die jeweiligen Gruppen notieren ihre Ergebnisse auf Flipcharts oder Metaplanwänden mit dicken Eddingstiften. Für die Bearbeitung und Auswertung dieser Gruppenarbeit sollten sie sich viel Zeit nehmen und darauf achten, dass jeder Einzelne ganz konkrete Maßnahmen ab sofort umsetzen kann. Sollte es erstmal nur eine Ideensammlung sein, kann die konkrete Umsetzung der einzelnen Themenfelder in autonome Arbeitsgruppen gegeben werden, so dass möglichst alle an den Bereichen weiter beteiligt sind, zu denen sie Lust haben oder Input liefern möchten.

Bei arbeitsteiliger Aufgabenstellung können Sie die Teilnehmer zum Beispiel in 5 Gruppen aufteilen und einen sogenannten „Walk around" mit 5 verschiedenen Überschriften geben. Diese könnten sein:
- Einstellung/Mindset
- Arbeitsplatzgestaltung
- Umgang miteinander
- Führung/Unternehmenskultur
- Freizeitgestaltung

Bei dieser Methode kann gut mit 5 Pinwänden gearbeitet werden, auf die die jeweiligen Gruppen mit Moderationskarten ihre Ideen schreiben. Die Gruppen routieren dann in gewissen Zeitabständen zu den anderen Wänden und Themen, so dass alle zu allen Themen etwas beitragen können.

Auch hier ist wichtig, die Ergebnisse positiv zu würdigen und gemeinsam zu besprechen wie mit diesen Arbeitsergebnissen weiter umgegangen werden soll. Die gemeinsame Gestaltung, Entscheidungsfindung und Verantwortung werden die Gradmesser für den Erfolg werden.

Je nachdem, wieviel Zeit am Ende des Workshops übrig ist, nennen oder zeigen Sie einige positive Beispiele, wie die Dänen Hygge leben oder ermuntern und inspirieren auf Ihre Art Ihre Mitarbeiter, die Hygge-Philosophie zum Wohle aller Beteiligten gemeinsam zu konkretisieren. Veranstalten Sie solche Workshops nach und nach mit der gesamten Belegschaft und führen Sie regelmäßige Refresher oder kollegiale Beratungen durch, um zu sehen und zu hören, was die Mitarbeiter bereits umgesetzt haben, wie es ihnen geht und welches die schönsten Erfolgserlebnisse sind.

Wichtig ist, den Mitarbeitenden klar zu machen und auch als Führungskraft und Unternehmer klar zu haben, dass es nicht nur eine Frage der Arbeitsplatzgestaltung ist, Hygge im Job umzusetzen, sondern das Wohlbefinden durch den optimistischen, wertschätzenden zufriedenen Lebensstil entsteht.

Trendforscher sind sich sicher, dass sich dieses Lebensgefühl in den kommenden Jahren auch außerhalb Dänemarks durchsetzen wird. Das Thema ist so aktuell, dass einige Universitäten sogar bereits Kurse zu dieser Lebensweise anbieten.

Fazit

Viele Unternehmen fokussieren mit neuen Technologien, Umbauten und Digitalisierungen darauf, dass es den Mitarbeitern immer besser gehen soll. Doch die Hardware ist oftmals nicht der entscheidende Aspekt zu einer Unternehmens- und Führungskultur, die zu Freude, Zufriedenheit und Erfolg führt. Es sind die Aspekte von Gesundheit, Wohlbefinden und Ganzheit, die Menschen dazu bringen, sich sinnerfüllt und authentisch mit ihren Ideen zur Gestaltung der täglichen Arbeit einzubringen. Und hier spielen das Miteinander, das Kommunizieren aber auch das Interagieren im Sinne von Respekt, Werten und Vertrauen eine entscheidende Rolle.

Literatur

Ben-Shahar T (2007) Happier. McGraw-Hill, New York

Haas O (2015) Corporate Happiness als Führungssystem. Glückliche Menschen leisten gerne mehr. Schmidt, Berlin

Huber T, Rauch C (2013) Generation Y – Das Selbstverständnis der Manager von morgen. Zukunftsinstitut GmbH – Internationale Gesellschaft für Zukunfts- und Trendberatung, Frankfurt (hrsg. Von Signium International, Düsseldorf)

Janssen B (2016) Die stille Revolution: Führen mit Sinn und Menschlichkeit. Ariston Verlag, Genf

Kämmer K (2014) Personalentwicklung. Von wertschätzender Haltung zu wertschöpfender Entwicklung. Schlütersche Verlagsgesellschaft, Hannover

Laloux F (2016) Reinventing Organizations visuell – ein illustrierter Leitfaden sinnstiftender Formen der Zusammenarbeit. Vahlen, München

Purps-Pardigol S (2015) Führen mit Hirn – Mitarbeiter begeistern und Unternehmenserfolg steigern. Campus, Frankfurt a. M.

Webiste des Instituts für die Zukunft der Arbeit in Bonn. ▶ https://www.iza.org/

Die freie Zeit nach Dienstschluss à la Hygge

A. Fischer, *Hygge in der Pflege,* Top im Gesundheitsjob, https://doi.org/10.1007/978-3-662-59050-8_8

Wir alle haben uns unseren Job ausgesucht und haben somit die volle Verantwortung für das, was wir tagtäglich tun. Im Idealfall machen wir unsere Arbeit mit so viel Freude, dass es gar keines Auftankens in der Freizeit bedarf. Und gleichzeitig gibt es gerade im Pflegealltag immer wieder herausfordernde Situationen, in denen Stress und Belastung empfunden werden kann.

Daher ist es wichtig, zusätzlich zu der positiven Haltung, dem wertschätzenden Miteinander und den kleinen Pausen während der Arbeit, nach Dienstschluss körperlich und geistig in die Erholung zu kommen. Wir brauchen Raum zu genießen und nicht zu leisten. Wie diese Freizeit egal ob vor oder nach dem Dienst aussieht, wie Sie entspannen oder auftanken, welche Rituale hierbei hilfreich sein können, dazu gibt es in diesem Kapitel einige Tipps.

Es gibt viele Möglichkeiten sich in seiner freien Zeit etwas Gutes zu tun. Und zwar gibt es dabei zwei grobe Richtungen: zum einen zu entspannen und gelassen zu werden. Zum anderen, einen Ausgleich durch Aktivität und aktives Gestalten zu finden. Da es für jeden etwas anderes ist und es zu dem Thema auch viel Literatur im Internet und Buchhandel gibt, werden hier lediglich ein paar erprobte Beispiele aufgelistet, die zu mehr Wohlbefinden à la Hygge beitragen. Sie wissen nicht, was Ihnen gut tut? Probieren Sie es einfach aus!

8.1 Entspannung und Gelassenheit

Alles braucht eine Balance: Tag und Nacht, Sonne und Mond, Hell und Dunkel, Ebbe und Flut. Es braucht das natürliche Gleichgewicht zwischen Anspannung und Entspannung, Einatmen und Ausatmen. Das findet sich im Yin-Yang Zeichen wieder. Yin steht für die Nacht, den Mond; ist dunkel, kalt und weich und aufnehmend. Yang steht für den Tag, die Sonne; ist hell und heiß; ist aktiv und kraftspendend.

Diese beiden Kräfte sind untrennbar miteinander verbunden und ihr Wechselspiel ermöglicht Ausgleich und ein gesundes, kraftvolles und glückliches Leben (◘ Abb. 8.1).

Wie Yin und Yang führt es auch bei jedem von uns zu einer Ganzheitlichkeit durch den gesunden Ausgleich zwischen Anspannung und Entspannung, Energie abgeben und auftanken. Wir brauchen einen Mittelweg, da andauernde Extreme krank machen. Es geht um Achtsamkeit, Selbstfürsorge und das Wahrnehmen und Respektieren der eigenen Grenzen.

▪ Vollkommenheit statt Perfektion

Viele Menschen haben einen Drang bzw. Hang oder Zwang zur Perfektion. Wir haben hohe Ansprüche an uns selbst, die Kollegen, den Partner und das Umfeld. Es schafft vielleicht kurzfristig Zufriedenheit, wenn einem ein Fall, ein Gespräch oder eine Aufgabe perfekt geglückt ist; auf Dauer setzt es Sie jedoch unter Druck, wenn Sie (oder vermeintlich auch die anderen) die Erwartung haben, diesen Perfektionsgrad nicht nur halten,

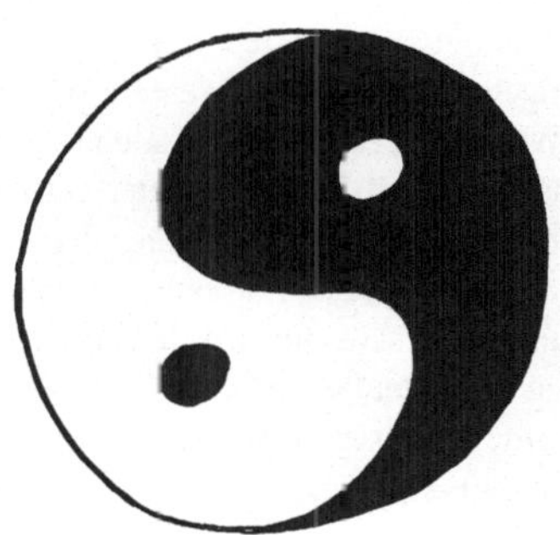

Abb. 8.1 Yin und Yang-Zeichen

sondern auch noch steigern zu müssen. Perfektion führt ganz unweigerlich zu Stress und der macht auf Dauer krank.

Eine völlig andere Weltanschauung und Lebensart verbinden wir mit dem Begriff der Vollkommenheit. Vollkommen ist die Natur. In ihr ist alles vorhanden in einem vollkommenen Gleichgewicht. Und das ist das, was uns den Stress und den Druck nimmt – dass alles in einem gesunden Verhältnis sein darf.

Hier zunächst einige Tipps zum Erholen durch Entspannung und Gelassenheit:

Praxistipp

Gestalten und genießen Sie ganz bewusst Ihre Schlafenszeit

In den Stunden, in denen der Mensch schläft, regeneriert der Körper nicht nur die physischen, sondern auch die geistigen und mentalen Prozesse. Um – gerade bei Schichtdiensten – gut in den Schlaf zu finden, eignen sich verschiedene Einschlafrituale: Fangen Sie eine halbe Stunde, bevor Sie sich schlafen legen wollen, an und machen sich einen warmen Tee, ziehen Ihre Lieblingssocken an, hören beruhigende Musik oder lesen ein paar Seiten in einem schönen Buch. Wichtig ist es das Einschlafen bewusst zu gestalten und nicht solange vor dem Fernseher oder gestreamten Film zu sitzen um sich berieseln zu lassen, da dies den Geist und damit auch den Körper nur zusätzlich stresst. Nehmen Sie auch eine Wärmflasche mit, sorgen Sie für frische Luft im Schlafzimmer und schalten Sie alle Geräte aus. Handywecker funktionieren auch wenn sie komplett ausgeschaltet sind. Und wenn Sie mal gar nicht einschlafen können, dann machen Sie autogenes Training.

Praxistipp

Meditieren Sie täglich und/oder machen Sie Yoga.

Sei es ein einfaches meditatives Sitzen und Wahrnehmen oder seien es geführte Meditationen oder Phantasiereisen; wichtig ist hierbei den Puls und den Herzschlag runter zu fahren und dem Körper Pause und Ruhe zu gönnen. Schon täglich 15 min innerer Konzentration bringen uns in eine viel entspanntere Verfassung.

Yoga-Kurse werden als Präsenzkurse oder auch webbasierte Kurse heutzutage jede Menge angeboten. Haben Sie die Grundübungen kennen gelernt, macht es Sinn, die Übungen, die für Sie und Ihren Körper die geeigneten sind, täglich für sich alleine zu machen. Entscheidend ist nicht die maximale Form der Verrenkung, sondern vielmehr eine achtsame tiefe Atmung in einer bequemen Sitzhaltung auf dem Boden und ein fokussiertes Bewegen. Denn das, was Yoga bei regelmäßigem Praktizieren bewirkt, ist die innere Ruhe und Ausgeglichenheit.

Praxistipp

Machen Sie Wellness.

Wenn Sie eine Badewanne haben, machen Sie es sich dort richtig gemütlich; wählen Sie bestimmte Düfte aus, zünden sich Teelichter an und begleiten das mit schöner Musik. Besuchen Sie auch einmal pro Woche eine Sauna oder buchen sich eine Massage Ihrer Wahl. Was ebenfalls alle paar Wochen bzw. Monate eingeplant werden kann, ist ein Wellness-Wochenende in einem schönen Hotel. Lassen Sie sich mal so richtig verwöhnen und probieren Neues aus! Kombinieren Sie das Wellness-Wochenende vielleicht mit einer Stadtbesichtigung. Es gibt mittlerweile zu fast allen großen Städten spezielle Hygge-Stadtführer, in denen Geschäfte, Restaurants und bestimmte Viertel oder Besonderheiten beschrieben sind, die zu einem Wohlgefühl à la Hygge beitragen.

Praxistipp

Praktizieren Sie die vier Schritte für mehr Gelassenheit.

Ähnlich verhält es sich mit dem Hygge-Faktor Gelassenheit und trotzdem ist es wichtig, diesen gesondert anzuführen. Laut Definition verstehen wir unter Gelassenheit: Gleichmut, innere Ruhe oder Gemütsruhe, also eine innere Einstellung sowie Fähigkeit, vor allem in schwierigen Situationen die Fassung oder eine unvoreingenommene Haltung zu bewahren. Sie ist das Gegenteil von Unruhe, Aufgeregtheit, Nervosität und Stress.

Und genau das ist, was wir Deutschen so gut beherrschen: gestresst und aufgeregt durch unser Leben zu gehen. Und irgendwie erscheint es schick, gestresst zu sein und sich über andere aufzuregen. Doch gleichzeitig sehnen wir uns nach Gelassenheit, Ruhe und Pausen, denn wir wissen, dass Dauerstress und Unruhe unsere Lebensqualität und auch -dauer verringern. Wissen wir also nicht wie das geht?

Übersicht

Vier Schritte für mehr Gelassenheit – mehr Hygge:

1. **Durchatmen:** Wenn Sie auf eine schwierige unvorhergesehene Situation treffen, springt sofort der Impuls an, unmittelbar darauf zu reagieren, was wir gelegentlich bereuen. Probieren Sie einmal Folgendes: Atmen Sie 3-mal tief in den Bauch ein und aus, zählen Sie innerlich bis 10 oder verlassen Sie kurz den Raum, schauen einmal aus dem Fenster in den weiten Horizont und kombinieren dies den oben angegebenen Tipps.
2. **Körper spüren:** Gehen Sie aus dem Kopf raus. Versuchen Sie Ihre Füße auf dem Boden wahrzunehmen und den Stress so abfließen zu lassen. Nehmen Sie eine aufrechte Körperhaltung ein und entspannen Sie bewusst Ihren Nacken. Wenn Sie dabei kurz die Augen schließen, fällt es Ihnen leichter.
3. **Blickwinkel ändern:** Meist springen bei uns bekannte Muster an, wenn wir uns aufregen. Wichtig ist hier zu beobachten, was gerade mit einem selbst passiert. Ändern Sie bewusst Ihren Blickwinkel auf die Situation. Überlegen Sie zum Beispiel was diese Situation, die Ihnen gerade – vermutlich nicht aus Zufall – passiert, für eine positive Seite haben könnte. Versuchen Sie es. Sie werden etwas finden und dann sieht das Problem schon ganz anders aus.
4. **Trainieren Sie Gelassenheit:** Alles im Leben können wir besser, wenn wir es üben. So ist es auch mit der Gelassenheit. Trainieren Sie diese auch in Ihrer Freizeit: egal ob Sie dazu übergehen pro Tag 5 min Yoga zu machen, zu meditieren, Musik zu hören, die Natur zu beobachten, ein Bad zu nehmen. Lernen Sie Ihr gelassenes Selbst kennen.

Mit dieser Methode gewinnen Sie Zeit, um in Ruhe mit sich und der Person oder Situation professionell umzugehen. Und sich selbst etwas Gutes zu tun. Denn in der Ruhe liegen die Kraft und das Glück.

8.2 Aktivität und Gestaltung

Wenn das Entspannen und Ausruhen nicht Ihrer Art des Ausgleiches entspricht, dann gehen Sie in die Aktivität. Dies gelingt meist am besten, wenn Sie zunächst Ihre Arbeitszeit mit einem bestimmten Ritual beenden, um Ihre Freizeit einzuläuten.

Praxistipp

Treffen Sie sich mit Menschen, die Ihnen gut tun.

Auch wenn man manchmal das Gefühl hat, sich mit Freunden zu treffen, wäre jetzt zu anstrengend; oftmals ist dies ein Irrglauben. Denn sich in einem wohligen Umfeld über die lustigen und ernsten Themen des Tages auszutauschen, steigert immer das eigene Wohlbefinden und das der anderen gleich mit. Die Dänen gehen anders als die Franzosen selten aus in ein Restaurant, sondern treffen sich mit ein paar Leuten in einem der hyggeligen Wohnzimmer, wo mit Kerzenlicht, Kaminfeuer und Kuscheldecken für eine gemütliche Atmosphäre gesorgt wird. Damit es auch für den Gastgeber entspannt zugeht, bringen wie selbstverständlich alle etwas mit – sowohl Essen als auch Getränke oder man bereitet gemeinsam etwas zu, was gebacken oder gekocht wird. So kann sich der Gastgeber lieber auf die schöne Dekoration des Tisches, Kerzen, passende Musik etc. konzentrieren, um eine hyggelige Atmosphäre zu schaffen. Alle helfen auch anschließend wieder beim Küche aufräumen. So hat man auch dabei noch gemeinsam Spaß und Freude. Alkohol wird in Dänemark übrigens nur in Maßen getrunken; zum

Essen gibt es 1 bis 2 Gläser Wein oder Bier, nach dem Essen Wasser oder Tee bzw. Kaffee. Auch wenn es manchmal schwierig ist sich aufzuraffen, kommt man dann doch später mit einem meist sehr befriedigenden Gefühl wieder heim.

Praxistipp

Schaffen Sie feste Rituale und nutzen Sie Musik.

Rituale sind kleine Angewohnheiten und Handlungen, die wir immer wieder zu einem bestimmten Zeitpunkt und nach einem gewissen Muster ausführen. Auf diese Weise können wir im Leben Ankerpunkte setzen, an denen wir uns orientieren können und über die wir nicht weiter nachdenken brauchen. Denn das Gehirn gewöhnt sich an Rituale und schaltet mit der Zeit schneller ab. Hängen Sie Ihre Dienstkleidung nach Dienstschluss bewusst an den Haken und mit ihr die Themen des Tages, räumen Sie ganz bewusst Ihren Arbeitsplatz auf oder verabschieden Sie sich bewusst von Ihren Kollegen. Gehen Sie auf dem Heimweg einen kleinen Umweg durch den Park und denken Sie darüber nach was gut gelaufen ist. Schlüpfen Sie zu Hause in gemütliche Kleidung und nehmen Sie sich 5 min Zeit nur für sich bevor Sie kochen, sich mit der Familie zusammensetzen oder den Haushalt machen. Trinken Sie dabei eine Tasse Tee und seien Sie nur bei sich. Schütteln Sie den Tag ab. Das können Sie wörtlich nehmen, indem Sie Ihre Arme, Beine und den ganzen Körper „ausschütteln“; besonders gut geht das mit Musik.

Musik hat einen direkten Einfluss auf unsere Gefühlswelt. Wir sind sofort in anderen Gedanken, Erinnerungen oder Emotionen, je nachdem welche Musik wir hören. Überlassen Sie es nicht dem Zufall in Form von Radio, welche Musik gespielt wird, sondern suchen Sie sich ganz bewusst die Musik aus, die Ihnen gut tut: egal ob ruhig oder rockig, sanft oder schrill. Und auch selber musizieren, tanzen und singen wirkt Wunder.

Mittlerweile gibt es verschiedene Mit-Sing-Events, wenn man nicht alleine singend durch die Wohnung springen möchte, sondern dies lieber in Gemeinschaft tut.

Praxistipp

Bewegen Sie sich regelmäßig; idealerweise an der frischen Luft.

Sport ist ein wichtiger Ausgleich um gesund und aktiv zu bleiben. Für die einen ist es das Fitness-Center, für den anderen die Jogging-Schuhe oder das Volleyball-Training. Egal welcher Sport oder welche Art von Bewegung Sie machen, es sollte Spaß und Freude bereiten und keine gezwungene Quälerei sein. Doch es geht hier nicht um Hochleistungen. Auch ein paar Bahnen Schwimmen, Stretching-Übungen oder ein schwungvoller Spaziergang trägt zum Wohlbefinden von Körper und Geist bei. Bewegung an der frischen Luft tut besonders gut; dabei ist es egal ob es ein Spaziergang im Wald oder in der Stadt ist – beides lässt Sie ganz schnell auf andere Gedanken und in eine andere Verfassung kommen.

Für viele steht auch die Arbeit im Grünen mit Glück und Hygge in Verbindung. Egal ob es der Garten oder die Balkonpflanzen sind, die Arbeit mit Pflanzen hat zu jeder Jahreszeit etwas sehr erdendes und gleichzeitig befriedigendes, da man das positive Ergebnis unmittelbar bewundern und genießen kann. Durch die körperliche Betätigung an der frischen Luft wird Stress abgebaut und Glückshormone freigesetzt.

Praxistipp

Seien Sie kreativ und gestalten Sie etwas Schönes.

Egal ob es sich um basteln, malen, stricken oder auch kochen/backen handelt, etwas Kreatives herzustellen, ist für viele Menschen ein sehr wohltuendes Hobby. Dabei geht es gar nicht primär um das Ergebnis, sondern um den bewussten freudvollen Vorgang. Auch die Wohnung um zu dekorieren, sei es nach Jahreszeit oder neuen Farbwünschen, macht Freude und macht das Hygge-Hauptquartier, nämlich das eigene Zuhause, zur Wohlfühloase. Auch Geschenke schön einzupacken oder Fotoalben zu gestalten macht Freude, sei es in Erinnerung vom letzten Urlaub oder in Vorfreude auf die nächste Feierlichkeit. Wer hierzu weitere Anregungen wünscht, findet diese im monatlich erscheinenden Hygge-Magazin mit vielen schönen Bildern.

Eine weitere Idee ist das aktive Führen eines Glücks-/Erfolgs- oder auch „schöne Momente"- Buches.

Notieren Sie zu einem bestimmten Zeitpunkt am Tag in einem schönen Buch Ihre positiven Erlebnisse, Begegnungen und Momente. So halten Sie diese zum einen fest, zum anderen geben Sie Ihnen dadurch noch mehr Gewicht. Wenn Sie an bestimmten Tagen auch mal belastende Erfahrungen oder negative Gedanken erlebt haben, dann schreiben Sie auch diese auf und kehren sie um; am besten mit der Methode von Byron Katie „the work" (siehe ► Abschn. 5.2). Durch das Aufschreiben bringen Sie zum einen Struktur in das Gefühlschaos, zum anderen gewinnen Sie so mehr Abstand zum Erlebten.

Praxistipp

Schalten Sie täglich alle Geräte aus.

Nehmen Sie das Wort „abschalten" wörtlich. Dass Sie die Technik abschalten ist die Grundlage dafür, dass auch Sie selbst abschalten können. Schalten Sie einmal täglich das Smartphone, das Tablet, den Computer nach Feierabend für eine Zeit aus und konzentrieren Sie sich nur auf sich, Ihre Freunde, die Kinder oder die

Familie. Durch das ständige Online-Sein sind wir mit unseren Gedanken immer wieder bei anderen, aber nicht bei uns selber. Die Welt geht nicht unter, wenn wir für ein paar Stunden mal nicht erreichbar sind. Und um für ganz wichtige Personen wie zum Beispiel erkrankte Eltern oder Kinder die alleine unterwegs sind, erreichbar zu sein, hat jedes Handy bestimmte Funktionen, um nur ganz gewisse Kontakte durchzulassen.

Praxistipp

Probieren Sie öfter mal was Neues aus.

Sollte bei den genannten Beispielen noch nichts dabei sein, was für Sie passend ist, dann ist das prima. Dann sind Sie nun eingeladen herauszufinden, was Ihre persönlichen Anstiftungen für mehr Glück und Wohlbefinden sind. Wenn Sie dazu Anregungen brauchen, finden Sie bestimmt ein paar Ideen in den 222 Anstiftungen der selbsternannten Glücksministerin Gina Schöler (Schöler 2016). Denn auch ihr Ansatz ist: *„Wenn jeder von uns im Kleinen sein Glück lebt, können wir auch im Großen etwas zum Positiven verändern"*.

Fazit

Bei den vielen genannten Tipps und Ideen, wie mehr Hygge in Ihrem Leben Einzug erhalten kann, sind zwei Aspekte ganz entscheidend: Zum einen ist wichtig selber für sich herauszufinden, was denn die wesentlichen Umsetzungsideen sind, die Sie entspannt und zufrieden sein lassen. Zum anderen reicht die gedankliche Planung bzw. Reflexion nicht aus: wichtig ist es aktiv zu gestalten und anzufangen. Hier ist es sinnvoll, einfach Termine mit sich selber als gezielte Auszeitinseln zu vereinbaren und zwar am besten jeden Tag.

Wenn Sie herausgefunden haben, was Ihre persönlichen Wohlfühlfaktoren sind, versuchen Sie diese Situationen oder Momente so häufig wie möglich herzustellen. Und umgeben Sie sich auch mit Menschen, die Sie glücklich und die Zeit ein wenig schöner machen. Schaffen Sie sich jeden Tag mindestens 2 ganz individuelle Glücksinseln.
Jeder Mensch ist der Gestalter seines eigenen Lebens und dafür verantwortlich, dass wir alle gesünder, bewusster und damit glücklicher leben. Und da wir alle auf demselben Ozean des Lebens unterwegs sind, macht es Sinn sich auszutauschen und gegenseitig zu inspirieren. Hierzu bieten wir unter dem Stichwort „hygge4me" eine Plattform auf unserer Website.

Literatur

Schöler G (2016) Das kleine Glück möchte abgeholt werden. 222 Anstiftungen vom Ministerium für Glück und Wohlbefinden. Campus, Frankfurt.

Konkrete Tipps und Tricks

A. Fischer, *Hygge in der Pflege,* Top im Gesundheitsjob,
https://doi.org/10.1007/978-3-662-59050-8_9

Viele Aspekte und Anregungen wie Hygge auch bei uns in Deutschland gelebt werden kann, wurden in diesem Pocketbuch dargelegt. Für die Dänen ist Hygge keine komplizierte Wissenschaft sondern die Zusammenfassung vieler Selbstverständlichkeiten, die das Leben einfach schöner und glücklicher machen. Nun ist es an Ihnen genau die Hygge-Elemente auszuwählen und in Ihren Alltag zu holen oder zu bringen, die Ihr Leben fröhlicher und zufriedener machen.

9.1 Alle Praxistipps auf einen Blick

Um Ihnen eine Übersicht über die im Buch gegebenen Praxis-Tipps zu geben, sind die Überschriften hier einmal zusammengestellt; die Details und Konkretisierungen können in den jeweiligen Kapiteln nachgelesen werden.

- **Praxistipps aus ▶ Kap. 2**
  - Erinnern Sie sich wieder daran, mit welchem Optimismus und mit welcher Euphorie Sie vor Jahren in den Beruf gestartet sind.
  - Seien Sie selbst die Veränderung, die Sie sich wünschen.
  - Machen Sie es sich gemütlich; alles was das eigene Wohlbefinden steigert, ist erlaubt.
  - Genießen Sie die vielen schönen kleinen Momente und seien Sie dankbar dafür, dann machen Sie es sich und anderen leichter.
  - Gestalten Sie Ihre menschlichen Begegnungen wertschätzend, dankbar und freudvoll – jeden Tag aufs Neue.

- **Praxistipps aus ▶ Kap. 3**
  - Orientieren Sie sich bei allem was Sie tun, sagen und denken an Ihrer inneren Führung und Ihrem Gefühl, dass es gut für Sie und andere ist, wie Sie Ihr Leben gestalten.
  - Wir sollten uns selber sowie andere wieder als Subjekte statt als Objekte wahrnehmen und behandeln. Raus aus der Leistungsspirale rein ins Fühlen und Sein.
  - Verschwenden Sie keine Zeit mit Dingen, die außerhalb des eigenen Kreises der Einflussnahme liegen, sondern fokussieren Sie auf Ihren Gestaltungsspielraum.
  - Wenden Sie die 4 A-Strategie an für mehr Gelassenheit und Selbstbestimmung.
  - Passen Sie auf was Sie denken, es könnte wahr werden! Denken/kommunizieren Sie positiv!
  - Sie können nicht jeden Tag Ihre Arbeit neu wählen, aber Sie können jeden Tag neu darüber entscheiden, mit welcher Haltung und welcher Einstellung Sie Ihre Arbeit tun.
  - Genießen Sie den Start in den Tag.
  - Gestalten Sie Ihre Freizeit, in dem Sie sich etwas Gutes tun, worauf Sie sich schon während der Arbeitszeit freuen. Tun Sie auch einfach mal Nichts!

- **Praxistipps aus ► Kap. 4**
- Gehen Sie so oft es geht, in den Pausen ins Grüne und umgeben sich mit natürlichem Licht.
- Setzen Sie an Ihrem Arbeitsplatz bewusst Materialien und Farben ein, die Ihnen gut tun.
- Schaffen Sie sich ganz bewusste Ruheinseln und Ruhemomente während der Arbeitszeit.
- Steigern Sie Ihr Wohlbefinden mit bewusst eingesetzten Düften und Aromen.
- Schaffen Sie auf möglichst allen Bedürfnisebenen Zufriedenheit bei sich selber und Ihren Mitmenschen.
- Gestalten Sie Ihren „Arbeitsplatz“ so gemütlich und hyggelig wie es geht.

- **Praxistipps aus ► Kap. 5**
- Wir sollten nicht alles glauben was wir denken.
- Der Mut sich zu zeigen, mit allem was ist, entscheidet über das eigene Wohlfühlen im Privaten wie am Arbeitsplatz.
- Jedes Wort des Pflegenden wirkt Einmal ausgesprochen holt er es nie wieder zurück.
- Erfragen Sie die Wünsche und Bedarfe Ihrer „Kunden“!
- Stellen Sie so oft es geht offene Fragen.
- Hören Sie aktiv zu.
- Formulieren Sie positiv!
- Binden Sie die Angehörigen aktiv mit ein.

- **Praxistipps aus ► Kap. 6**
- Verwenden Sie Ich-Botschaften.
- Trainieren Sie Ihre Resilienz, also Ihre psychische Widerstandsfähigkeit.
- Akzeptieren Sie was ist, glauben Sie an die eigenen Fähigkeiten und Strategien und richten Sie Ihre Aufmerksamkeit auf mögliche Lösungen.

- Schaffen Sie eine offene wertschätzende Kommunikationskultur.
- Schaffen Sie eine Team-Identität und gemeinsame Ziele.
- Achten Sie auf Positives und feiern gemeinsam Erfolge.
- Interessieren Sie sich und bedanken Sie sich in Ihrem Team.
- Schaffen Sie sich jeden Tag in Ihrer Schicht kleine Glücksinseln, wo Sie so richtig gut für sich (und damit auch für andere) sorgen.
- Führen Sie täglich eine kurze Entspannungsübung durch.

■ **Praxistipps aus ▶ Kap. 7**

- Um eine gute Führungskraft zu sein, ist es wichtig, sich selber mit seinen Stärken und Schwächen zu reflektieren und akzeptieren.
- Sehen Sie Ihre Mitarbeiter als ganze Menschen und interessieren Sie sich für Ihre wertvollen Besonderheiten.
- Ermöglichen Sie Ihren Mitarbeitern Bewegungsangebote während der Arbeit
- Denken Sie öfter mal im „wir“ statt im „ich“ und treffen Entscheidungen im Konsens.
- Testen Sie flache Hierarchien mit autonomen sich selbst organisierten Arbeitsgruppen in Ihren Teams aus.
- Lassen Sie Ihre Mitarbeiter ihre individuellen Potenziale entfalten – Fehler sind erlaubt!
- Arbeitszeit und Freizeit dürfen sich überlappen und teilweise vermischen.
- Schaffen Sie für und mit Ihren Mitarbeitern eine Arbeitsatmosphäre „Workplace-Wellbeing“, in dem sich alle wohl fühlen und gerne zur Arbeit kommen.
- Denken und kommunizieren Sie positiv. Die innere positive Haltung spiegelt sich in der Kommunikation wider.
- Leben Sie eine echte Feedback- und Fehlerkultur.

- Stablisieren Sie das Vertrauensverhältnis im Team.
- Führen Sie mit der Belegschaft gemeinsame BusinessHygge-Workshops durch.

- **Praxistipps aus ▶ Kap. 8**
- Gestalten und genießen Sie ganz bewusst Ihre Schlafenszeit.
- Meditieren Sie täglich und/oder machen Sie Yoga.
- Machen Sie Wellness.
- Praktizieren Sie die vier Schritte für mehr Gelassenheit.
- Treffen Sie sich mit Menschen, die Ihnen gut tun.
- Schaffen Sie feste Rituale und nutzen Sie Musik.
- Bewegen Sie sich regelmäßig; idealerweise an der frischen Luft.
- Seien Sie kreativ und gestalten Sie etwas Schönes.
- Schalten Sie täglich alle Geräte aus.
- Probieren Sie öfter mal was Neues aus.

9.2 Ihre persönliche Hygge-Vision

So kann Ihr Alltag ab morgen aussehen:

Stellen Sie sich einmal Folgendes vor: Sie werden morgens eine viertel Stunde früher als üblich von Ihrer Lieblingsmusik, die Sie sich am Vortag auf Ihr Handy geladen haben, sanft geweckt. Sie atmen erstmal 3–5 Mal ganz bewusst ein und aus, spüren wie sich Ihr Brustkorb und Ihr Bauch hebt und senkt und wie der Lebensatem Ihrem Körper Energie gibt. Sie stehen mit dem richtigen Fuß aus dem Bett auf, gehen geruhsam ins Bad und machen sich dort in Ruhe fertig. Sie ziehen die Kleidung an, deren Farbe, Material und Stil Sie heute anspricht. Lassen Sie den Tag in Ihr Zuhause, lassen die Rollos hoch und führen eine Minute lang ein paar intuitive Stretchübungen am offenen Fenster durch.

Nehmen Sie sich Zeit für Ihr Frühstück; egal ob Sie es zu Hause einnehmen oder mit zur Arbeit nehmen. Schauen Sie achtsam auf das, was Sie Ihrem Körper heute Vormittag gönnen möchten: etwas geschnittenes Obst oder Gemüse, eine Tüte Nüsse, ein Brot mit Aufschnitt, ein gekochtes Ei, ein Müsli? Was darf es heute sein? Fahren Sie so zur Arbeit, dass Sie zehn Minuten früher da sind. Fokussieren Sie heute auf Ihre Stärken. Vielleicht nehmen Sie auch mal einen anderen Weg als den üblichen und beobachten, was Sie alles auf dem Weg zur Arbeit entdecken. Routine macht blind; Neues macht wach.

Bei der Arbeit angekommen, **freuen Sie sich über Ihren Arbeitsplatz,** über die Farben, das Vertraute, das Familienfoto an der Wand des Stationszimmers, die selbstgebackenen Kekse der Kollegin in der Küche, Ihren leckeren Tee, den Sie heute früh eingepackt haben. Begrüßen Sie freundlich jeden Menschen, dem Sie begegnen, und doppelt freundlich die, mit denen Sie zusammenarbeiten. Freundlichkeit ist keine Holschuld; genauso wenig wie Kommunikation. Je mehr wir davon geben, umso mehr erhalten wir zurück. Das klappt nicht nur mit dem Wald, sondern auch mit dem Arbeitsplatz. Sprechen Sie mit den Menschen, mit denen Sie arbeiten, fragen Sie wie es Ihnen heute früh geht, schaffen Sie eine gute Atmosphäre durch Kontakt und Gemeinschaft.

Richten Sie sich Ihren Arbeitsplatz ein. Sortieren Sie die Arbeit; denn Ordnung schafft Überblick und beugt Stress vor. Lesen Sie nicht jede Mail, sobald sie reinkommt, sondern vereinbaren mit sich feste Zeiten, in denen Sie Ihre Mails abrufen. In den anderen Zeiten erledigen Sie Ihre anderen Arbeiten, auf Station, mit den Patienten/Bewohnern und Ihrem Team. Um entspannt arbeiten zu können, planen Sie immer mindestens 20 % Ihrer täglichen Arbeitszeit für Dinge ein, die ungeplant und spontan dazu kommen. Genießen Sie es, eine Arbeit zu haben; vermutlich eine, die Sie sich selbst ausgesucht haben und an der Sie Spaß haben. Beobachten Sie Ihre Gedanken: Sind die positiv, was den anstehenden Tag und die kommenden Aufgaben oder Termine anbetrifft, oder negativ? Sie haben die Wahl.

Sie haben immer die Wahl, ob Sie einer Begegnung (sei es mit Patienten, Bewohnern, Angehörigen, Kollegen, dem Chef oder den anstehenden Aufgaben) mit Freude oder Anspannung entgegen sehen und treten. Das Geheimnis ist: Der Tag geht nicht schneller um, wenn Sie missgelaunt, angespannt und negativ sind. Er dauert meist gefühlt noch länger, Sie gehen nach der Arbeit völlig erledigt nach Hause und grausen sich jetzt schon vor dem Folgetag. Das muss nicht sein. Es darf auch schön sein. Nicht jede Aufgabe, jede Begegnung, jedes Meeting ist schön, Sie können es sich aber schön denken.

Machen Sie Ihre Begegnungen zu wertvollen Begegnungen. Beachten Sie, was Sie an den „to dos" haben, und seien Sie stolz und glücklich, dass Sie das können, was Sie dort machen. Behandeln Sie Ihre Kollegen und „Kunden" mit Respekt; Ihren Vorgesetzten auch. Wenn Sie an Ihrem Arbeitsplatz glücklicher sein wollen, sollten Sie gute Beziehungen zu den Menschen aufbauen und pflegen mit denen Sie arbeiten.

Seien Sie so aktiv wie möglich: Nehmen Sie die Treppen statt den Aufzug. Gehen Sie zum Kollegen ins Büro statt ihm eine Mail zu schreiben. Gehen Sie für die Mittagspause raus an die frische Luft. Das Mittagessen kann auch auf einer Parkbank eingenommen werden. Klären Sie mit der Unternehmensleitung, ob Sie einen Stehschreibtisch bekommen können. Sitzen ist das neue Rauchen. Bleiben Sie in Bewegung während Ihres Arbeitstags; Bewegung tut nicht nur dem Körper, sondern auch der Seele und dem Geist gut. Gerade wenn Sie komplex arbeiten, ist es sinnvoll, zwischendurch mal den Arbeitsplatz zu verlassen, den Raum zu ändern, die eigene Perspektive zu ändern und dann mit neuem Schwung weiter zu arbeiten.

Machen Sie Pausen! Und zwar mindestens alle zwei Stunden. Dafür haben Sie keine Zeit? Der Zugewinn an Effektivität und Leistungsbereitschaft durch Ihre Pausen (idealerweise mit anderen Kollegen an der frischen Luft), übertrifft bei weitem die Zeit, die Sie in diese Pausen investieren. Gehen Sie so oft es geht an die frische Luft. Bewegen Sie Ihren Körper und erweitern Ihren Horizont. Oftmals kommen Ideen, über die Sie sich seit Stunden den Kopf zermartern, von irgendwo angeflogen. Wenn dann auch noch die Sonne scheint, ist Ihr Glücksmoment garantiert.

Versuchen Sie Multitasking zu vermeiden. Wenn Sie glauben, fünf Dinge gleichzeitig zu machen wäre effektiver, dann irren Sie. Denn es ist bewiesen, dass es sowohl für die zu erledigende Arbeit als auch für Ihre psychische und körperliche Verfassung deutlich besser ist, eins nach dem anderen zu tun. Und zwischendurch auch immer mal wieder bewusst zu atmen. Es ist erlaubt, sich neben der Fokussierung und Konzentration auch Erholungspausen zu gönnen.

Loben Sie Ihre Kollegen, Mitarbeiter, Vorgesetzten. Das gibt nicht nur Ihrem Gegenüber ein gutes Gefühl, sondern auch Ihnen. Es entsteht eine Win-Win-Situation, wenn Sie Positives aussenden. Sie dürfen hierbei gerne konkret sein, was genau der andere wie gut gemacht hat. Und falls es nichts zu loben gibt, dann machen Sie bitte nicht den Fehler zu kritisieren und die negativen Aspekte breitzutreten. Unterbreiten Sie Verbesserungsvorschläge, wie Sie sich was wünschen und geben Ihrem Gegenüber das Gefühl, dass er dies hinbekommt; alternativ fragen Sie ihn ganz offen, was er braucht, um die gemeinsam besprochenen Veränderungen vorzunehmen.

Beobachten Sie sich selbst über den Tag hinweg. Wo und wann geraten Sie in eine Opferhaltung und wo sind Sie Gestalter? Achten Sie dabei auch auf Ihre Körpersprache. Zwischendurch mal in einen Spiegel zu schauen, hilft. Eine offene Körpersprache ist nicht nur hilfreich für eine positive Beziehungsebene mit Ihren Gesprächspartnern, sondern hilft auch Ihnen. Schultern zurück, Brustbein raus, tiefe Bauchatmung und ein Lächeln auf dem Gesicht, signalisieren Ihrem Körper und Ihrer Psyche Entspannung und Wohlbefinden. Und das ist erlaubt bei der Arbeit!

Widerstehen Sie dem Irrglauben, dass Arbeit hart und auslaugend sein muss. Erst wenn Sie völlig fertig und erschöpft abends auf Ihr Sofa fallen, war es ein guter Arbeitstag. Das hilft niemandem. Ihnen nicht, da Sie mit dieser Einstellung auf die Dauer krank werden und ausfallen. Und damit auch Ihrem Arbeitgeber nicht. Dieser möchte, dass Sie mit Spaß und Freude Ihrer Arbeit nachgehen und ihm damit loyal, motiviert und erfolgreich erhalten bleiben. Es darf auch gelacht werden. Humor sollte überall erlaubt und erwünscht sein. **Vergessen Sie Work-Life-Balance:** Genau hierum geht es nicht. Es geht nicht um einen Ausgleich von energiefressendem angestrengtem Leisten und erholsamer auftankender Freizeit, sondern um eine Harmonisierung im gesamten Leben. Darum, auch in der Arbeit die Hygge-Basiselemente Genuss, Gemütlichkeit und Gemeinschaft zu leben. Mit je mehr Freude Sie zur Arbeit gehen und sich Ihren Arbeitsalltag hyggelig gestalten, umso mehr werden Sie sich und alle um Sie herum freuen und genießen.

Eine kleine Warnung: Wenn Sie bislang in Ihrem Arbeits- (und auch privaten) Umfeld eher schlecht, negativ, gestresst und eigenbrödlerisch waren und nun auf eine positive bejahende freundliche Wahrnehmungs-, Einstellungs- und Kommunikationsart umschalten, könnte dies zunächst bei Ihren Mitmenschen Irritationen auslösen. Auch Neider sind nicht ausgeschlossen. Menschen, die eine Arbeitsstelle haben, die sich glücklich und zufrieden (was – wie wir wissen – zu einem Großteil von der eigenen Einstellung abhängt) damit fühlen, und gleichzeitig Energie haben, die Freizeit aktiv zu gestalten statt fertig von der Arbeit in der Ecke zu sitzen, haben eine bewusste Entscheidung getroffen. Für Ihr Glück und Ihre Zufriedenheit! (◘ Abb. 9.1)

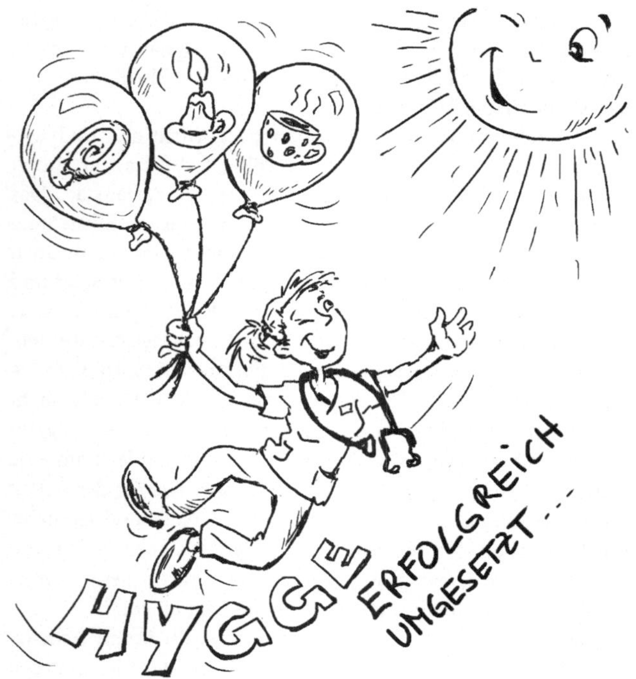

Abb. 9.1 Hygge – erfolgreich umgesetzt

9.3 Fazit

Die dänische Lebensphilosophie Hygge ist nicht die Lösung aller Probleme. Und gleichzeitig liegt in Hygge der Schlüssel, uns aus den Fängen von reiner Leistungsorientierung, maximaler Schnellebigkeit und ungesunden Unternehmenskulturen zu befreien. Wir können wieder zu ganzheitlicheren Menschen werden, bei denen Gefühle und Glück im Einklang mit unserem Erfolg stehen. Hygge schärft unsere Neugier, unser Leben selber mehr zu gestalten und unser Bewusstsein für die richtigen Stellschrauben. Und es hilft uns zu entscheiden, was wir wirklich in unser Leben lassen wollen. Es ermuntert uns dazu, immer wieder zu überlegen: Was kann ich tun, damit ich mich heute zufrieden und ausgeglichen fühle und mich gleichzeitig mit dem, wer ich bin und was ich kann in die Gestaltung meines Berufs einbringen kann?

Und wenn wir diesen kleinen wichtigen Dingen in unserem Leben die notwendige Zeit und Aufmerksamkeit widmen und sie wirklich pflegen, dann werden sie zu einem Mantel der Geborgenheit und Zufriedenheit, der uns einhüllt und wohl fühlen lässt. Denn wenn wir schon zu lange unzufrieden, krank oder unglücklich sind, ist es dann nicht an der Zeit, etwas zu verändern?

Genau das brauchen wir in unserer deutschen Arbeitswelt. Jenseits aller politischen Diskussionen, schwieriger Rahmenbedingungen und anhaltender Reformen, ist es immer noch das Wichtigste den Mensch zu sehen und jeder von uns braucht lebensnotwenig positive Zuwendung, und das schöne ist: sie kostet nichts und es braucht dafür auch keine Dienstanweisung. Ein Geheimnis verrate ich Ihnen abschließend noch: wenn Sie möchten, dass es mehr Menschlichkeit, Wertschätzung, positive und hyggelige Momente in Ihrem Berufsalltag gibt, dann warten Sie nicht darauf, dass andere es machen; fangen Sie selbst damit an. Ihnen zuliebe und auch den anderen zuliebe. Denn was für den Wald gilt, das gilt für das Büro, den Besprechungsraum, das Unternehmen – auch in Deutschland.

» *„Hygge ist ein Daseinszustand, in dem man mit sich selbst, mit seinem Partner, dem Finanzamt und seinen inneren Organen im Reinen ist"* (Tove Ditlevsen, dänische Autorin, 1917–1976).

Also genießen Sie sich, das Leben und Ihre Arbeit!

Serviceteil

A. Fischer, *Hygge in der Pflege*, Top im Gesundheitsjob,
https://doi.org/10.1007/978-3-662-59050-8

Stichwortverzeichnis

A

B

D

E

F

R

S

T

U

V

W

Y

Z